AF309803

DE L'INFLAMMATION PRIMITIVE AIGUË

DE LA

MOELLE DES OS

**PÉRIOSTITE AIGUË, — PHLEGMONEUSE DIFFUSE
NÉCROSE AIGUË, — ABCÈS SOUS-PÉRIOSTIQUES AIGUS
INFLAMMATION PSEUDO-RHUMATISMALE DES OS ET DES ARTICULATIONS
CHEZ LES ENFANTS, ETC.**

PAR

LE D^R CH. CULOT

INTERNE EN MÉDECINE ET EN CHIRURGIE DES HÔPITAUX DE PARIS

MÉDAILLE D'ARGENT DU GOUVERNEMENT. (Choléra d'Amiens, 1866)

PARIS

ADRIEN DELAHAYE, LIBRAIRE-ÉDITEUR
PLACE DE L'ÉCOLE-DE-MÉDECINE

1871

DE L'INFLAMMATION PRIMITIVE AIGUË

DE LA

MOELLE DES OS

PARIS. — IMP. SIMON RAÇON ET COMP., RUE D'ERFURTH, 4.

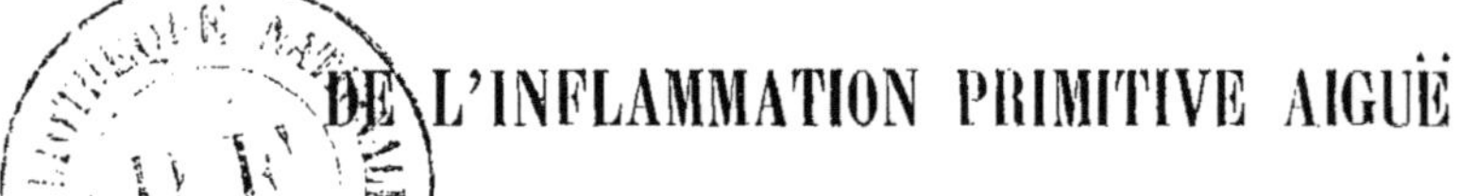

DE L'INFLAMMATION PRIMITIVE AIGUË

DE LA

MOELLE DES OS

PÉRIOSTITE AIGUË, — PHLEGMONEUSE DIFFUSE

NÉCROSE AIGUË, — ABCÈS SOUS-PÉRIOSTIQUES AIGUS

INFLAMMATION PSEUDO-RHUMATISMALE DES OS ET DES ARTICULATIONS

CHEZ LES ENFANTS, ETC.

PAR

LE Dr CH. CULOT

INTERNE EN MÉDECINE ET EN CHIRURGIE DES HÔPITAUX DE PARIS

MÉDAILLE D'ARGENT DU GOUVERNEMENT (Choléra d'Amiens, 1866)

PARIS

ADRIEN DELAHAYE, LIBRAIRE-ÉDITEUR

PLACE DE L'ÉCOLE-DE-MÉDECINE

1871

DE L'INFLAMMATION PRIMITIVE AIGUË
DE LA MOELLE DES OS
(MÉDULLITE AIGUE)

J'ai beaucoup hésité avant de donner un nom nouveau à une maladie qui en a déjà tant subi. — J'aurais pu choisir entre *périostite aiguë, — suppurée, — phlegmoneuse, — phlegmoneuse diffuse, — phlegmoneuse aiguë, — nécrose aiguë, — ostéite épiphysaire aiguë des adolescents, — ostéopériostite juxta-épiphysaire, — décollement des épiphyses, — abcès sous-périostiques aigus, — ostéomyélite, — typhus des membres, — inflammation pseudo-rhumatismale des os et des articulations chez les enfants,* — mais le choix était difficile. Toutes ces dénominations, en effet, s'appliquent à des variétés de la maladie, aucune ne la comprend tout entière.

J'ai cru devoir m'arrêter à un nom plus général qui comprît lés précédents, tout en indiquant plus nettement le siége anatomique de la maladie.

J'ai suivi dans cette étude l'ordre généralement adopté dans les descriptions pathologiques,— historique, — anatomie pathologique, étiologie, symptômes, — marche, — durée, — terminaisons, — diagnostic, — pronostic, — enfin traitement. — J'ai cru devoir rappeler rapidement, avant d'entrer dans mon sujet, quelles étaient les parties constituantes de l'os.

CHAPITRE PREMIER

APERÇU ANATOMO - PHYSIOLOGIQUE ET RÔLE PATHOLOGIQUE DÉS DIVERSES
PARTIES CONSTITUANTES DE L'OS.

Si nous pratiquons la section verticale d'un os long adulte ayant longtemps macéré et que nous examinions les diverses parties que présente cette coupe, nous trouvons un étui solide, dur, le tissu compacte ; tissu compacte creusé d'une foule de petits canaux anastomosés en mailles longitudinales et dont les plus externes s'ouvrent librement à la surface externe de l'os, les internes aboutissant à sa face profonde. Aux extrémités osseuses, l'aspect se modifie, le tissu devient moins dense : les canaux se sont élargis aux dépens des parties dures.

Plus nous approchons de l'*épiphyse*, plus l'espace rempli par les canaux tend à grandir, plus s'amoindrit le tissu osseux. — Les rapports sont bientôt égaux, mais grandissant toujours ; les canalicules deviennent dominants en perdant leur aspect primitif, et le tissu osseux, réduit à de simples lamelles et trabécules, ne forme plus que de minces cloisons séparant les canaux ; — c'est le tissu spongieux.

Au-dessous de l'épiphyse, au sommet de la cavité centrale de l'os et quelquefois sur toute la paroi de cette cavité, les trabécules sont plus petites encore, plus ténues que dans l'épiphyse : c'est une véritable dentelle. Elles disparaissent tout à fait au centre de l'os, n'y laissant que leurs canaux fusionnés et forment le canal central ou médullaire de l'os.

Telle est la disposition sommaire, mais exacte, du tissu osseux. L'étude de son développement nous montre la même série de transformations. — Compacte à son origine et pourvu de rares canalicules, l'os, à mesure qu'il se développe, subit cette modification par prédominance des canalicules et se transforme en tissu spongieux, puis réticulaire, pour disparaître tout à fait dans les parties les plus centrales.

Ce processus physiologique si simple se montre encore dans les cas pathologiques, et l'ostéite raréfiante se manifeste par la tendance des canalicules à devenir dominants.

Sur un os frais, tous ces canaux, ces aréoles, la cavité centrale de l'os sont remplis. Ce sont tout d'abord les vaisseaux artériels et veineux.

De ces vaisseaux, les uns très-nombreux proviennent du périoste ou y aboutissent ; d'autres résultent des divisions successives d'un tronc, généralement unique, quelquefois double et plus ou moins volumineux, l'artère nourricière de l'os. Enfin aux épiphyses, dans les os courts ou plats, on en rencontre encore traversant le périoste et plus volumineux que ceux tamisés par ce dernier avant d'aboutir aux diaphyses.

L'immense majorité de ces vaisseaux remplit fort incomplétement les canaux par lesquels ils passent; tels sont tous ceux des diaphyses et la plupart de ceux des épiphyses. Quelques-uns toutefois, des veines, les remplissent complétement et le tissu osseux semble leur faire une tunique supplémentaire. On les trouve aux épiphyses, aux os courts et plats, surtout aux vertèbres. Ce sont de véritables sinus veineux, incapables de s'affaisser et jouant peut-être un rôle pathologique de quelque importance.

A part ces quelques exceptions, les vaisseaux traversent les canaux de Havers, en laissant à leur pourtour un espace libre rempli de substance demi-molle, dans laquelle ils baignent complétement. Après s'être anastomosés, divers de ces vaisseaux arrivent à la face interne de l'os, où ils forment un nouveau réseau très-riche.

On peut donc établir que le plus grand nombre des vaisseaux n'ont jamais de rapport intime avec le tissu osseux proprement dit. Partout ils baignent dans une substance particulière demi-molle, qui leur forme une véritable atmosphère et par l'intermédiaire de laquelle s'accomplissent nécessairement la nutrition des os et les modifications pathologiques qui y peuvent survenir.

Ce milieu des vaisseaux osseux, c'est la moelle, dont le siége n'est pas là seulement où on la décrivait, il y a encore quelques années, c'est-à-dire dans la cavité centrale des os longs et dans les aréoles du tissu spongieux, mais encore dans les canaux de Havers et dans cette couche sous-périostique dite ostéoïde par M. Robin, et qui est une véritable moelle externe. Le tissu médullaire, comme l'a démontré M. Ranvier, forme pour le même os un tout continu qui le baigne complétement.

Il nous reste, pour avoir donné une idée générale du système osseux, à parler de la membrane qui l'enveloppe, — le *périoste*. — Le périoste, rangé parmi les tissus fibreux, bien que la nature de ses fibres, leur mode d'entre-croisement, sa vascularité le rapprochent plus des lamineux (Robin), forme enveloppe à la plus grande partie de la surface de l'os.

Sa vascularité, son épaisseur, ses adhérences avec le tissu osseux proprement dit, subissent des variations assez considérables suivant l'âge et le lieu où on l'examine. Les enfants ont un périoste très-riche en vaisseaux, épais, peu adhérent; les os superficiels en sont mieux recouverts que les profonds, les épiphyses que les diaphyses.

Sa structure est fort simple : tissu fibreux et tissu élastique y concourent, ce dernier peu abondant dans les couches superficielles est très-répandu dans la profonde, où il forme souvent presque une membrane. De nombreux *vaisseaux artériels et veineux* y aboutissent, mais la plupart ne font que se ramifier dans la couche externe, se préparer en quelque sorte pour pénétrer en chevelu plus profondément. Les *lymphatiques* de la moelle, tissu osseux et périoste rendus évidents par les faits pathologiques, n'ont pas été anatomiquement démontrés. Les nerfs suivent les vaisseaux.

Si, partant de cette étude succincte de l'os, nous cherchons quelle part peut revenir à chacune de ses parties constituantes, tissu osseux, médullaire et périoste, dans les inflammations décrites sous les noms si divers d'abcès sous-périostique, ostéomyélite, nécrose aiguë *d*, nous trouvons que le périoste et le tissu osseux, *victimes* toujours de ces maladies, n'en sont jamais les producteurs, et que la moelle seule peut être primitivement mise en cause,

Le périoste d'abord. Je n'ai pas à faire son procès, mais il faut bien reconnaître cependant qu'il a toujours, ou à peu près, vécu sur ses voisins. Il a profité de ses qualités physiques, qui le rendaient fort apparent pour attirer à lui tout l'honneur d'un grand rôle physiologique et pathologique qu'il n'a jamais pu remplir. — Voisin par sa face interne d'une petite couche très-active, très-productive, très-irritable, il s'est laissé attribuer tout le travail et les qualités de cette dernière. Il a passé pour un régénérateur des os, — on a même cru que, grâce à lui, on ferait de l'os partout où l'on voudrait. — Son inflammation a été redoutée à l'égal des plus graves.

Bichat, l'un des premiers, lui dénia résolûment ces rôles empruntés. M. Robin, à notre époque, montre cette couche ostéoïde aux dépens de laquelle le périoste usurpait sa réputation, et M. Ollier, grand admirateur cependant de cette membrane, a montré que, réduit à lui-même, privé par le raclage de la petite couche ostéoïde qu'il retenait à lui, le périoste n'était plus capable de remplir ses grandes fonctions. M. Ranvier, plus récemment, lui a fait aussi montrer ses titres, et, d'expériences très-bien faites, a conclu que le périoste était une membrane très-peu active, dont il ne fallait ni craindre, ni espérer grand'chose.

Il ne faudrait pas cependant, dans cette réaction, dépasser le but.

Le périoste n'est pas seulement « la membrane pauvre en vaisseaux, blanche, mince, d'un brillant pareil à celui des tendons, qui constitue l'enveloppe immédiate des os, ce n'est là qu'une partie du périoste et encore la partie qui est au point de vue pathologique d'une importance secondaire. Sur cette couche interne... est **superposée**

une couche de tissu cellulaire lâche, qui également doit être consi-
déré comme faisant encore partie du périoste. Cette couche externe
est le siége le plus fréquent des processus inflammatoires primitifs,
aussi bien aigus que chroniques. (Billroth.) » Mais dans ces cas la périostite est externe, c'est un petit phlegmon qui peut, à la rigueur,
agir sur la couche ostéoïde, ou moelle externe, à travers la partie la
plus profonde du périoste, ou en détruisant cette dernière ; mais tels
ne sont pas les cas de périostites généralement décrites, et nous
parlons ici des faits communs.

Si le périoste n'a rien à faire avec l'origine des maladies qui nous
occupent, le tissu osseux en est-il responsable ? Je ne le crois pas et
ne le comprendrais guère. Le tissu osseux, ce sont les colonnettes
du compacte, les trabécules du spongieux ; comment pourraient-ils
s'enflammer ? Entouré partout du tissu médullaire qui lui sert d'intermédiaire dans tous ses actes nutritifs, qui partout le sépare des
vaisseaux, il n'a pas le droit d'initiative ; il subira les influences du
tissu médullaire, mais ne pourra jamais lui imposer les siennes.

Toute inflammation est nécessairement précédée d'un trouble
nutritif qui ramène les éléments à leur condition première. Comment
l'os pourrait-il, alors que la moelle serait saine, remplir ces conditions ? Le tissu osseux est donc atteint secondairement dans toutes ses
maladies. Un trouble, une altération de la moelle a toujours précédé.

Il ne nous reste donc que le tissu médullaire pour supporter la
responsabilité de ces inflammations. Or le tissu médullaire, partie
essentiellement vivante, partout répandue, ne pouvait récuser théo-
riquement ce rôle, et, le pût-elle, les faits anatomiquement et physio-
logiquement étudiés le condamneraient. Excitons un os en effet par
un coup, une piqûre, un écrasement, une brûlure, et bientôt, examinant la façon dont il réagit, nous verrons les éléments médullaires
sous-périostiques proliférer : médullocèles, myéloplaxes, cellules fu-
siformes et même adipeuses se multiplient. Mais, se multipliant, elles
ont besoin d'un espace plus grand, et, parties molles, elles agissent
sur le dur tissu osseux, qu'elles érodent. Les canalicules augmen-
tent de diamètre, les trabécules s'amincissent, disparaissent, — et
les corpuscules osseux, devenus libres par la disparition de la substance qui les tenait prisonniers, évoluent à leur tour et prennent
part au développement, à la multiplication qui se montre partout.

Dans ce mouvement formateur, naîtront des cellules plus ou

moins *viables*, et nous verrons ainsi survenir suivant les circonstances originelles, ici du pus, et là de nouvelles formations osseuses ou du moins en voie de développement.

Sans insister davantage sur ces faits, que les travaux modernes, surtout ceux de M. Ranvier, ont rendus incontestables, je crois qu'ils suffiront pour justifier le nom d'*Inflammation aiguë primitive de la moelle des os*, que j'ai cru devoir donner à mon travail.

CHAPITRE II

HISTORIQUE

L'étude des maladies aiguës des os ne remonte pas à une époque bien éloignée de nous. Boerhaave dans ses *Aphorismes*, commentés par van Swieten, semble les signaler le premier. — Wiedmann, en 1795, en dit quelques mots, bien qu'il insiste surtout sur la nécrose qui suit la maladie.—Crampton, le premier, parle de périostite (1818). — Everard Home, Usker·Pearsons, Wiers publient des observations de périostite suppurée. — Boyer établit des degrés dans la rapidité de production des nécroses : « Elle est aiguë ou chronique; la première, produite le plus ordinairement par des causes extérieures violentes, est beaucoup plus grave et s'accompagne bien plus souvent des symptômes colliquatifs dont nous avons parlé. » Il décrit aussi la terminaison des gommes par suppuration et nécrose. — Roux considère le phlegmon diffus profond comme pouvant résulter d'une périostite. — Graves, en 1833, décrit une forme de périostite circonscrite. — Rognetta, en 1855, distingue une périostite diffuse et une périostite limitée, mais n'insiste que sur cette dernière, dont il emprunte des observations à Crampton. — Lobstein avait décrit déjà trois degrés de l'inflammation périostique.

En 1839, paraît dans les *Archives de médecine* un extrait d'un mémoire de Morven-Smith avec quatre observations d'*abcès sous-périostiques aigus et ostéomyélite*.— M. Maisonneuve fait une Thèse d'agrégation sur les maladies du périoste et résume l'état de la science.

Bérard, dans le *Dictionnaire en 30 volumes*, signale plusieurs cas de périostite suppurée avec phénomènes généraux graves; le premier, il note la péricardite et s'appuie sur elle pour admettre la nature quelquefois rhumatismale de la maladie.

Nélaton se borne à dire qu'on serait dans l'erreur si l'on pensait que l'ostéite présente toujours ce caractère de chronicité sur lequel ont tant insisté les auteurs.

En 1853, paraît dans les *Archives* le mémoire de Gerdy *sur la périostite et la médullite*, où il signale la possibilité de la suppuration et l'apparition de symptômes généraux graves. La même année, à Strasbourg, Schutzenberger signale une forme de périostite qu'il décrit sous le nom de périostite rhumatismale. Hecht, son aide de clinique, publie avec commentaires une observation à l'appui. Krug-Bass, 1853, Wormser, 1855, traitent le même sujet et apportent quelques faits. — Schutzenberger, en 1856, modifiant ses idées, décrit la périostite phlegmoneuse.—Boeckel, en 1858, établit, sous ce nom, qu'il existe une périostite idiopathique, résultant d'une cause interne occasionnelle et ayant de la tendance à attaquer plusieurs os du squelette à la fois. Il admet que cette cause est probablement de nature rhumatismale et que son effet s'épuise rarement sur l'endroit primitivement affecté. — Hédoin publiait sa thèse la même année sans rien apporter de nouveau.

La question était aussi étudiée à Paris. M. Chassaignac, en 1853, se fondant sur de nombreuses observations, en fait une étude très-complète : « J'appelle abcès sous-périostiques aigus, dit-il, ces collections purulentes quelquefois considérables qui, s'accompagnant de symptômes généralement graves, se forment entre l'os et le périoste, dans l'espace de quelques jours ou tout au plus de quelques septénaires. » Il distingue des abcès consécutifs aux fièvres typhoïde, scarlatine, variole, dont Morgagni, Poupart, Duverney, Reychell avaient publié des observations ; il n'admet pas la nature rhumatismale de la maladie, mais reconnaît l'influence du froid local sur son développement. Il dit que, dans les cas où il existait des lésions viscérales, elles n'étaient autres que des lésions propres à l'infection purulente. Un peu plus tard, il décrit l'ostéomyélite, dont il fait une maladie indépendante, quoique intimement liée aux abcès sous-périostiques qui la compliquent. Réunissant à ces deux formes le phlegmon diffus et certains cas d'érysipèle, de phlébites graves-il forme un groupe morbide auquel il donne le nom caractéristique de *typhus des membres*. Toutes ces idées furent reproduites et appuyées de nouvelles observations dans son *Traité de la suppuration* (1859).

M. Gosselin avait, de son côté et dès 1857, observé une forme très-intéressante de la maladie. A l'occasion d'un mémoire de Klose, analysé dans les *Archives* de 1858, mémoire dans lequel cet auteur,

se fondant sur treize observations, décrit le décollement des épiphyses, M. Gosselin publia ses opinions, les appuyant de trois faits
bien observés. Pour Klose, il y a suppuration profonde de l'os,
méningo-ostéo-phlébite des os longs, empruntant une physionomie
particulière à l'âge des malades. M. Gosselin cherche à établir que
c'est une maladie propre aux adolescents, siégeant constamment
aux extrémités épiphysaires et envahissant les articulations. Il l'appelle ostéite épiphysaire aiguë suppurée et l'oppose à une forme
chronique.

La question se limitait beaucoup et ces deux auteurs, abusés par
les formes qu'ils avaient pu observer, concluaient sur un point spé-
cial de la maladie. Leurs conclusions étaient bien déduites, mais
ne pouvaient s'appliquer qu'aux cas semblables.

M. Gamet, élève d'Ollier, reste sur ce terrain et décrit la maladie
sous le nom d'ostéo périostite juxta-épiphysaire. Comme Klose, il
place le travail morbide vers l'extrémité diaphysaire.

La question était reportée à sa vraie place par M. Giraldès, qui
dans une Leçon publiée par Bourneville (*Gazette des hôpitaux*, 1862),
trace un tableau fidèle et complet de la maladie. L'historique et la
critique, les symptômes, la marche, les indications thérapeutiques,
tout s'y trouve, et décrit avec une précision, une netteté telles, qu'il
ne reste guère à y ajouter. L'étude clinique est complète. Dans ses
Leçons ultérieures[1], M. Giraldès n'a eu qu'à répéter ce qu'il avait dit
en 1862. Les faits nouveaux observés avaient sanctionné l'exacti-
tude de la description première. Toutefois il tend à admettre la nature presque rhumatismale de la maladie, et c'est cette seule de
ses opinions que nous aurons à discuter.

En 1862, nous trouvons également la thèse d'Augé, excellent travail qui donne une idée exacte et complète de la maladie.

La question était, du reste, à l'ordre du jour, et des observations
nombreuses étaient présentées à la *Société anatomique*, à la *Société
de chirurgie*. On trouvera à notre article Bibliographie les noms de
leurs auteurs.

A l'étranger, Frank, Fischer, Demme, Studsgard apportaient leur
contingent. Curling publiait deux Observations. Holmes faisait con-
naître un Fait de *périostite aiguë* simplement inflammatoire, et, avec
une audace que le succès vint justifier, il enlevait la diaphyse en-

---

[1] Voy. *Mouvement médical*, 1865, et *Leçons cliniques sur les maladies chirurgicales des enfants*, recueillies par Bourneville, E. Bourgeois et G. Bouteillier,
1869-70, pages 588, 687 et 781.

tière d'un tibia nécrosé, sans attendre que cette élimination fût préparée par un travail naturel. Stone donnait trois observations très-complètes et très-intéressantes de nécrose aiguë, suivie de pyohémie.

Plus près de nous, nous trouvons deux Mémoires très-importants l'un dû à Roser (1865), l'autre à Boeckel (1869); l'excellente Thèse de Louvet (1867), celle de Droin sur l'ostéopériostite, et de Martin, sur la périostite phlegmoneuse aiguë, et un excellent article du *Traité de pathologie externe* de Follin.

Si, après ce rapide examen des travaux antérieurs, nous en recherchons un peu l'esprit, nous trouvons assez nettement marquées deux périodes. Dans la première qui s'étend jusqu'à M. Chassaignac, les auteurs ont déjà observé deux séries de faits : les uns sont des cas bénins, des abcès qui n'ont de particulier que leur siége ; les autres s'accompagnent d'accidents généraux très-graves, mais ils sont rares ; on ne les interprète, ni ne les publie. La question est obscure et attend.

M. Chassaignac apporte de très-nombreux faits bien observés, bien étudiés. Il reste sagement dans le domaine pratique.

Mais la question était posée. Il fallait interpréter ces faits si graves, si singuliers. Une deuxième période commence, celle des explications, sous laquelle nous vivons encore. On veut isoler absolument ces cas des autres maladies aiguës des os ; on en veut faire un état morbide à part, ayant ses caractères propres, sa cause spéciale, sa symptomatologie, une entité morbide distincte, tout comme la fièvre typhoïde, la coqueluche, les fièvres éruptives, etc. Telle est la voie suivie depuis 1853. Est-elle bonne, est-elle mauvaise? Je crois n'y devoir pas persister et j'en donnerai les raisons par la suite.

CHAPITRE III

ÉTIOLOGIE.

C'est en vain que, dans les nombreuses observations que j'ai pu rassembler, j'ai recherché quelque cause générale, quelque diathèse prédisposant à la médullite aiguë primitive. Je fais exception, cependant, pour la *syphilis*, dont les manifestations gommeuses, qui sont de véritables inflammations de la moelle, suppurent assez souvent,

J'excepte aussi cet état qui succède à certaines maladies graves, variole, rougeole, scarlatine, fièvre typhoïde, et dans lequel on voit survenir des médullites tantôt localisées, quelquefois généralisées, comme il ressort des observations d'Ancell, de Valleix, de Bertrandi, de Cullerier, peut-être celle de M. Guéniot, où les antécédents manquent. Ces faits forment un groupe à part dont je ne puis m'occuper ici.

La *scrofule,* si fréquente chez les enfants, n'est notée que dans un nombre de cas fort restreint et ne semble nullement avoir influencé la naissance du mal. La nature *rhumatismale* de la médullite semble mieux et plus positivement établie. Je doute cependant qu'elle puisse être démontrée. Les auteurs qui lui ont fait jouer un rôle important se sont fondés sur trois ordres de faits : l'influence du froid humide sur le développement de la maladie, les douleurs articulaires et musculaires, les lésions endopéricardiques concomitantes. Ces trois raisons me semblent insuffisantes pour la démonstration.

On ne peut nier que le froid humide, agissant physiquement, ne soit très-souvent la cause occasionnelle d'une maladie rhumatismale, mais de ce qu'il produit très-souvent une maladie rhumatismale, on n'en peut conclure qu'il ne produit pas autre chose. Et l'on comprend aisément que, semblable à tout autre agent physique ou mécanique, le froid puisse agir directement sur la moelle sous-périostique et y déterminer une inflammation.

Quant aux douleurs articulaires et musculaires, on sait qu'elles existent dans tous les mouvements fébriles un peu prononcés, et nous tâcherons de montrer que ces douleurs, quand elles sont très-vives, sont consécutives à la médullite et en marquent une complication. Les faits s'expliquent très-suffisamment de cette façon.

Les lésions endopéricardiques constituent, en faveur de la nature rhumatismale de la maladie, une raison plus sérieuse, mais aussi spécieuse au fond. Trop souvent, en effet, nous rencontrons en même temps que ces lésions d'autres altérations qui doivent bien mieux nous éclairer sur leur nature. Ce sont des apoplexies pulmonaires, des abcès métastatiques des poumons, des reins, etc. L'ensemble de ces lésions plaide bien plus l'admission d'une complication, septicémie, pyohémie, que celle d'une nature rhumatismale.

Et, en admettant que les raisons précitées fissent incliner vers la nature rhumatismale de la maladie, il faudrait au moins admettre là une singulière forme de rhumatisme : rhumatisme n'alternant amais avec d'autres formes plus modestes, car je ne trouve aucun fait où des antécédents rhumatismaux personnels soient signalés ; rhumatisme localisé dans la presque totalité des cas ; rhumatisme aboutissant très-rapidement à la suppuration : trois ordres de faits qui me semblent tellement contraires au type général de l'affection rhumatismale, qu'ils devraient suffire seuls à juger la question.

Nous pouvons donc établir, je crois, que scrofule et rhumatisme sont également impuissants à expliquer l'origine de la maladie. — Y a-t-il quelque cause spéciale ? M. Gosselin admet un vice interne, et M. Gamet appuie sur cette idée : « Ce que nous voulons avant tout, dit-il, c'est une infection antérieure qui préside aux manifestations locales. » M. Roser a donné à cette hypothèse un développement extrême. Sa fièvre pseudo-rhumatismale des adolescents est une maladie distincte, indépendante ; c'est une entité morbide. Le processus frappe les grandes diaphyses, mais peut attaquer primitivement les articulations, le tissu cellulaire, exceptionnellement les plèvres, le péricarde, les reins, les poumons.

M. Bœckel pense que la périostite phlegmoneuse est le plus souvent sous la dépendance d'une cause générale dyscrasique et se rallie à l'opinon de Roser.

Au fond, ces opinions sont semblables, et sauf un nom et l'idée de multiplicité de tissus primitivement frappés, Roser n'a fait qu'emprunter l'idée de M. Gosselin. Nous discuterons donc ces opinions réunies.

Il nous faut d'abord établir que les médullites, même avec symptômes généraux les plus graves, peuvent reconnaître une cause locale.

(Extrait du Mémoire Bœckel.— *Gaz. Strasb.*, 1870.)

1. *Chute sur le genou droit. Vive douleur dès le lendemain. Phénomènes généraux à forme typhoïde. Mort le troisième jour, quelques heures après intervention chirurgicale.*

Autopsie *de la jambe droite seule.*

Alexis P..., âgé de 12 ans, est un garçon d'une forte constitution, trapu, bien musclé, qui n'a jamais fait de maladie grave ; pas de traces de scrofules.

Le 9 février 1865, au soir, l'enfant s'amuse à danser avec sa sœur et tombe sur le genou droit. Il se relève et continue à sauter sans se plaindre beaucoup. Le lendemain, 9 février, il veut se lever à l'heure ordinaire, mais éprouve une douleur intolérable à la partie supérieure du tibia vers le genou. On appelle le médecin de la famille, M. le docteur Bœckel aîné, qui constate un peu de gonflement près du genou, de la fièvre, et fait appliquer cinq sangsues.

Le 10 février, le gonflement a augmenté et s'étend plus bas le long du tibia.

Chaleur vive, accélération du pouls sans frisson initial, un peu de délire.

Le cas menaçant de devenir grave, on me demande en consultation pour le lendemain.

Le 11 février, au matin, je vois le petit malade pour la première fois, et je constate ce qui suit : l'enfant est assoupi, la bouche entr'ouverte, les lèvres et la langue sèches, couvertes de croûtes brunâtres. La peau est chaude, le pouls à 120, petit, dépressible. Quand on interroge le garçon, il répond quelquefois juste ; le plus souvent, il divague.

Le membre malade est couché sur sa face externe, fléchi à angle droit ; le moindre mouvement qu'on lui imprime arrache des cris perçants au patient ; la jambe est le siége d'un gonflement considérable, qui s'étend du genou au cou-de-pied. Le pied lui-même est bouffi, mais nullement douloureux à la pression, il en est de même de la cuisse. Aucune induration le long du trajet des vaisseaux fémoraux.

L'articulation du genou paraît intacte ; on n'y constate ni épanchement, ni sensibilité. L'œdème de la jambe est assez nettement localisé à la région du tibia ; la pression des doigts y laisse une empreinte profonde et provoque une douleur aiguë tout le long de l'os. La peau est pâle, couleur de cire, sauf une plaque rosée au niveau de la malléole interne.

Au premier contact, j'éprouve au niveau du tibia une sensation très-nette de fluctuation ; mais, après avoir déprimé l'œdème, le doigt arrive sur l'os dans toute sa largeur, sans interruption d'une couche liquide. Cependant, un instant plus tard, la fluctuation paraît de nouveau évidente, mais elle disparaît encore après le refoulement de l'œdème.

En définitive, l'existence d'une couche de pus sous le périoste, tout en paraissant probable, n'est pas encore assez certaine pour motiver une intervention immédiate sans les préparatifs nécessaires.

On prescrit : lavement purgatif ; potion avec sulfate de quinine acidulé, 0gr,50 à prendre d'heure en heure. Il est décidé que le lendemain, on chloroformiserait l'enfant pour lui faire une incision à travers le périoste et une cautérisation énergique au fer rouge, au besoin même une trépanation exploratrice de l'os.

Mais les accidents marchèrent trop rapidement pour permettre l'exécution de ce projet.

Le soir même, nous trouvons le petit malade dans le coma, les extrémités roides, sans pouls à la radiale. Il n'a pris que deux cuillerées de sa potion, et n'a plus avalé dans le restant de la journée. Je fais immédiatement une incision jusqu'à l'os, au niveau du tiers supérieur de la jambe, pour me rapprocher du point contusionné. Il s'écoule un peu de sang noir, mais point de pus ; le périoste est adhérent en ce point. Le garçon ne manifeste qu'une sensibilité obtuse pendant les manœuvres et expire quelques heures plus tard malgré les révulsifs avec lesquels on cherche à le ranimer.

Autopsie le 13 février, au matin. Les parents ne permettent que l'examen de la jambe malade. En prolongeant vers le bras l'incision faite l'avant-veille, il s'écoule un flot de liquide sanieux, roussâtre, sans globules huileux. Tout le corps du tibia est séparé de son périoste. Le décollement s'arrête en haut et en bas aux points où la diaphyse commence à se renfler ; il s'étend circulairement jusqu'à l'insertion du ligament interosseux, qui adhère seul encore à l'os. Le tissu compacte de la diaphyse a une teinte marbrée ; sur certains points on trouve des plaques d'un blanc d'ivoire en voie de nécrose ; sur d'autres il y en a de rosées, produites par la dilatation des canalicules de Havers. La diaphyse tibiale est ensuite séparée et sciée en long pour être examinée plus tard au microscope. La moelle est généralement jaune et graisseuse, mais en deux points on y trouve des foyers apoplectiques, gros comme des pois. A sa face périphérique, là où elle est en contact avec l'os, on constate une teinte opaline qui, à l'examen, est produite par des globules de pus.

Le reste du cadavre n'a pu être examiné.

Remarques. — Les résultats de l'autopsie me semblent prouver que, dans la périostite phlegmoneuse, l'inflammation n'est pas bornée au périoste, mais qu'elle frappe souvent en même temps le périoste, l'os et la moelle, comme je l'ai déjà avancé dans le travail inséré dans la *Gazette médicale de Strasbourg*, janvier 1868.

L'appareil typhoïde de la maladie est dû à la résorption des liquides toxiques produits sous le périoste ; mais il est rare de voir une marche aussi foudroyante après une cause aussi insignifiante que chez ce petit malade. La disparition de la fluctuation sous la pression des doigts s'explique par le refoulement du liquide sur les côtés du tibia. Il est cependant peu probable que l'ouverture du foyer toxique, pratiquée le matin du troisième et dernier jour, aurait beaucoup retardé la terminaison fatale. Mais cette observation montre une fois de plus qu'aussitôt le diagnostic posé, fût-ce le deuxième ou même le jour de la maladie, il faut inciser jusqu'à l'os et, au besoin, en différents points, sans se préoccuper de la fluctuation.

(Extrait e la thèse de M. Martin.),

II. *Chute sur l'épaule gauche. — Douleur vive dès le lendemain, qui va augmentant tous les jours. — Ouverture d'un abcès sous-périostique le huitième jour. — État typhoïde. — Troubles péricardiques et pulmonaires. Arthrite métatarsophalangienne. — Mort le onzième jour.*

Autopsie. — *Abcès sous-périostique de l'extrémité supérieure de l'humérus. — Arthrite métatarsophalangienne. — Péricardite séroplastique. — Endocardite. — Abcès des parois du cœur. — Foie et poumons sans abcès. — Reins non examinés.*

Jules D..., pâtissier, âgé de 19 ans, était souffrant depuis trois jours lorsqu'il fut admis à l'hôpital le 11 octobre 1867.

Ce jeune homme, d'une taille moyenne, est vigoureux et bien constitué ; il ne porte aucune trace de maladies antérieures et nous assure qu'il a joui jusque-là d'une santé parfaite. Les renseignements qu'il nous a fournis sur les antécédents de sa famille sont trop incomplets pour qu'il nous soit permis d'en tenir compte.

Voici les symptômes qu'il présente le jour même de son admission.

Après une chute faite la veille sur l'épaule gauche, il a ressenti dans ce point une douleur excessivement vive que le plus léger mouvement exaspère. Une douleur beaucoup moins forte se fait sentir dans le genou droit.

Les parties douloureuses ne présentent ni rougeur ni tuméfaction. Le pouls est très-développé et plus fréquent qu'à l'état normal. Les bruits du cœur sont précipités ; mais le rhythme seul est altéré ; il n'existe pas de bruits anormaux.

L'absence d'empâtement dans la région de l'épaule, la coïncidence d'une douleur dans l'articulation du genou, nous laissent supposer que nous avons affaire à un rhumatisme articulaire aigu, malgré le caractère lancinant de la douleur, qui ne laisse aucun repos au malade.

Le 12, le thermomètre placé dans l'aisselle du côté sain donne 38°,8 le matin, 40° le soir ; le pouls a augmenté de fréquence. La douleur offre toujours la même intensité.

Le 13, les symptômes précédents sont encore plus accentués. La température de 40° le matin est de 40°,4 le soir. Le pouls est très-fréquent, la peau chaude, la soif vive. Il existe à la partie supérieure du bras une tuméfaction qui s'étend jusqu'à l'épaule.

Le 14, la température est la même que la veille. Le pouls est à 120 ; la langue et les dents deviennent fuligineuses.

L'épaule, beaucoup plus tuméfiée que la veille, est le siége d'une rougeur vive et d'un empâtement considérable. Le gonflement s'étend rapidement jusqu'à la partie inférieure du bras et descend le soir jusqu'à 2 centimètres environ au-dessus du coude. Un empâtement avec œdème existe dans toute l'étendue du membre tuméfié. L'œdème est surtout considérable au voisinage du coude. En palpant la région externe de l'épaule, on sent une fluctuation assez obscure. Le présence en ce point d'une couche épaisse de parties molles permet encore de douter de l'existence d'une collection purulente.

Les douleurs atroces que le malade ressent dans le membre supérieur lui font oublier les douleurs moins vives qu'il éprouve au genou.

Le 15, température de 40° le matin est de 40°,2 le soir. Les phénomènes généraux persistent avec la même intensité.

La fluctuation étant devenue plus évidente, M. Worms, médecin de service, pratique à la partie interne du bras, à un demi centimètre au-dessous de l'acromion, une incision de 5 centimètres de long. Cette incision, qui comprend toute l'épaisseur des parties molles, ne donne issue qu'à du sang. Dans la journée, il s'écoule par la plaie une demi-cuillerée de pus dont la quantité s'accroît le lendemain.

Le 16, la température est de 40°,2 le matin, de 40°,4 le soir. L'état général s'aggrave. Le pouls est fréquent et peu développé. Les traits du malade sont altérés, il tombe dans l'abattement et la stupeur. L'état typhoïde se prononce encore davantage. Des fuliginosités recouvrent la langue, les lèvres et les dents. Le ventre est ballonné et douloureux quand on cherche à déprimer ses parois. Diarrhée assez abondante.

Le gonflement s'étend jusqu'au poignet. L'écoulement difficile du pus nécessite une contre-ouverture. On réunit la nouvelle incision à la première au moyen d'un tube à drainage.

La plaie suppure abondamment.

Le 17, la température de 40° le matin est de 40°,6 le soir. L'état général est très-grave, le pouls fréquent et faible devient difficile à compter.

L'auscultation de la région précordiale permet de constater un double bruit de souffle. Un bruit de souffle doux se fait entendre à la pointe et correspond au premier bruit du cœur. Le second est râpeux et a son maximum à la base.

Les bords de la plaie due à l'incision prennent un mauvais aspect. Ils sont blafards, grisâtres. Un pus sanieux s'écoule en abondance et répand une odeur forte et désagréable.

Le 18, les phénomènes généraux sonf les suivants : pouls fréquent et faible, insomnie, agitation, délire ; le soir le malade tombe dans un état comateux.

La percussion de la région précordiale donne la matité. Le bruit de souffle de la pointe a disparu. Il n'existe plus que celui de la base qui est moins râpeux.

L'auscultation de la poitrine à droite révèle l'existence d'une pneumonie. Il existe en arrière, à la partie moyenne du poumon, un souffle tubaire qui s'entend dans une assez grande étendue.

Il s'écoule par l'ouverture de l'abcès un pus fétide. La pression au niveau du genou droit fait pousser des cris au malade.

Il existe de plus, depuis la veille, de la douleur, du gonflement au niveau de l'articulation métatarsophalangienne du gros orteil.

Le 19, les phénomènes généraux persistent avec la même intensité que la veille. Des taches ecchymotiques apparaissent sur les membres supérieurs et inférieurs. Bien qu'assez nombreuses, elles ne sont pas confluentes ; elles présentent une coloration d'un rouge bleuâtre ; quelques-unes d'entre elles sont légèrement saillantes au-dessus de la peau.

Le soir, le malade meurt dans le coma.

Nécropsie. — A l'autopsie, nous avons trouvé du pus au voisinage de l'articulation, mais la capsule est intacte ; le liquide purulent ne communique pas avec l'intérieur de l'article. La synoviale est vivement injectée ; il existe un léger épanchement de liquide clair, opalin. Les surfaces articulaires n'offrent aucune autre lésion.

Les parties molles sont infiltrées de pus. L'extrémité supérieure de l'humérus est dépouillée de son périoste jusqu'au-dessous de l'attache inférieure du deltoïde.

La grosse tubérosité est dépourvue de sa lamelle osseuse superficielle. Les cellules du tissu spongieux sont à nu.

L'articulation métatarsophalangienne est suppurée.

Une section verticale de l'os nous permet de constater une forte injection de la substance médullaire, qui semble avoir été enflammée consécutivement.

Examinée au microscope, la partie médullaire de l'os n'a paru renfermer aucun globule purulent.

A la partie supérieure de la veine céphalique, se trouve un caillot qui remonte près de son embouchure avec la veine axillaire. Il existe d'autres caillots dans les veines plus profondes.

L'examen du cœur et de son enveloppe nous a révélé des lésions intéressantes.

Le péricarde est épaissi, tapissé de fausses membranes et contient un épanchement séreux assez abondant; le tissu musculaire du cœur et l'endocarde sont altérés. A la naissance de l'aorte, nous trouvons un abcès gros comme une petite noisette et développé dans les parois mêmes du cœur. L'endocarde est par place vivement coloré en rouge. Une petite ulcération à bords irréguliers existe dans le ventricule gauche vers le bord adhérent de la valvule mitrale. Cette dernière est rouge et tuméfiée à son bord libre. La valvule tricuspide offre la même rougeur et la même tuméfaction.

Les lobes moyens et inférieurs du poumon droit sont hépatisés.

Il n'y a d'abcès ni dans le foie, ni dans les poumons.

La rate est diffluente et son tissu s'écrase sous la moindre pression. Son volume est sensiblement augmenté.

Nous n'avons pas pu examiner le cerveau.

De ces faits, que nous aurions pu facilement multiplier, il ressort bien nettement que la médullite aiguë de cause externe peut amener des accidents typhoïdes. Ce sont là des faits positifs, inébranlables; l'enchaînement des phénomènes est évident. Pouvons-nous en conclure que, dans tous les cas de médullite, la cause locale a existé? Non, évidemment ; mais nous pouvons au moins affirmer que le vice interne admis par Gosselin, la dyscrasie de Roser, n'est pas toujours nécessaire. D'ailleurs, cette dyscrasie n'est qu'un mot destiné à voiler notre ignorance, et, hypothèse pour hypothèse, j'aimerais mieux, s'il fallait opter, choisir la violence externe indéniable dans nombre de cas, que la dyscrasie, que l'on ne peut jamais démontrer.

MM. Gosselin, Roser, Bœckel, donnent d'ailleurs un petit rôle à leur cause interne, déterminer la localisation première de la médullite, ou les localisations, quand il y en a plusieurs. Cela fait, l'état local suffira pour expliquer la suite des phénomènes. « Dans la maladie. dont nous nous occupons, dit M. Gosselin, l'infection arrive, selon moi, parce que le pus provenant d'un organisme épuisé par une fièvre grave s'altère facilement et fournit des matériaux toxiques au contact de l'air, et parce que ce même organisme assailli ne peut lutter efficacement contre l'action de l'empoisonnement miasmatique purulent. » Comme on le voit par ce passage, il y a une nuance, cependant, entre l'opinion de M. Gosselin et celle de Roser et Bœckel. M. Gosselin admet une cause générale telle, qu'il est bien difficile de faire sa part et celle de l'empoisonnement secondaire dans la terminaison, bien que lui-même fasse jouer le plus grand rôle à l'empoisonnement secondaire.

M. Bœckel, avec Roser, est plus net : « La fièvre est causée par la résorption des liquides septiques épanchés sous le périoste ou dans la cavité médullaire. Aussi indique-t-elle toujours l'existence de ces liquides, en l'absence de toute sensation de fluctuation, et motive-t-elle l'ouverture immédiate du foyer. » J'admets sans réserve cette proposition, mais que devient la dyscrasie ? Pour faire tant que de l'admettre, on eût pu se montrer plus généreux à son égard.

Malgré la grande autorité des noms qui acceptent une cause générale antérieure aux localisations de la médullite aiguë, nous sommes amené à la rejeter, parce que, suivant nous, elle n'est qu'une hypothèse, et une hypothèse inutile.

Les causes locales ont une influence bien plus saisissable. Roser assure, un peu malicieusement, qu'en remontant à quelques mois, on les trouve toujours et facilement, et de là il nie leur action. Les faits répondent.

Sur 47 cas où la cause a été soigneusement recherchée, 22 résultent d'une violence extérieure, 12 succèdent à l'action locale du froid, 5 à des fatigues, 3 au froid et à la fatigue réunis ; 6 seulement semblent venus spontanément.

Je citerai quelques faits. Un garçon de 12 ans, plein de santé, tombe en dansant sur le genou droit ; il se relève et continue de danser, sans se plaindre ; le lendemain, douleurs intolérables ; des phénomènes typhoïdes surviennent ; l'enfant meurt au 3e jour. (Boeckel.) Un garçon de 16 ans tombe en courant, la jambe porte ; le lendemain, vives douleurs. Entre cinq jours après, à l'Hôtel-Dieu, présentant plutôt troubles généraux que locaux. Jobert fait l'amputation de la cuisse. Un garçon de 19 ans tombe sur l'épaule gauche. Douleur très-vive. Le lendemain, fièvre, puis état typhoïde. Mort. (Martin Ch.)

Dans un autre ordre de faits, ce sont des ligaments, des muscles insérés sur le périoste qui ont, dans un mouvement forcé, tiraillé ce périoste, et, par suite, la couche sous-jacente.

Un garçon de 21 ans, forgeron : longues fatigues du bras ; puis, à la suite des douleurs vives à l'extrémité supérieure du bras droit, le surlendemain, aspect typhoïde. (Fournier.) — Un garçon de 12 ans a le bras droit fortement tiraillé en amenant à lui un sac de poudre. Le soir, douleur, puis fièvre intense. (Chipault.)

Ou bien ce sont des fatigues, des marches prolongées et forcées. M. Gosselin a beaucoup insisté sur cette étiologie. Dans un autre groupe, nous avons l'action du froid humide. C'est un garçon de 9 ans, pris de douleurs dans la jambe gauche, après des courses prolongées dans les fossés humides des fortifications. (Boeckel.) — C'est une fille de 30 ans qui porte, un temps assez long, sur son bras nu, du linge qu'elle vient de laver. (Verneuil.) — Ce sont les quatre cas de Morven-Smith[1].

A côté de ces nombreux faits, nous en trouvons quelques-uns où l'on a attentivement et vainement recherché quelque cause (Henrot), et beaucoup d'autres où l'observateur s'est tu sur ce point fort intéressant.

Il est donc bien probable que, dans la grande majorité des cas, sinon toujours, la médullite aiguë reconnaît pour cause une irritation directe de la couche sous-périostique ; que cette irritation provienne d'un coup directement appliqué, du froid, du tiraillement de la face externe de l'os par les muscles qui s'y insèrent. On pourrait même, allant plus loin, établir que, dans les cas où la cause locale échappe, elle doit reconnaître quelque mouvement musculaire exagéré ou par son énergie ou par sa répétition. Mais ce serait entrer dans les hypothèses, et, si commode que puisse être cette explication, je dois reconnaître que, dans quelques cas, la cause locale nous manque.

Des objections ont été faites à cette idée. Roser demande pour-

---

[1] Rognetta signale certains érysipèles atteignant des régions peu fournies en parties molles (crâne, sternum, clavicule, tibia) et se compliquent de médullite. Il cite un fait de Crampton.

quoi les jeunes soldats, si souvent soumis à des marches forcées, ne présentent pas, et fréquemment, ces abcès sous-périostiques.

M. Larrey a répondu en partie à l'objection en 1853. « Les conscrits, disait-il dans la discussion qui suivit le travail de M. Chassaignac sur les abcès sous-périostiques, les conscrits sont dans un âge où ces abcès se développent fréquemment. D'autre part, les contusions reçues dans les exercices du fusil ou du gymnase sont une cause occasionnelle de ces collections sous-périostiques. On les voit surtout au tibia ; une incision prompte et large lui paraît donner les résultats les plus favorables. » Il ne parle pas des marches forcées, et sur ce point on ne peut répondre aux faits négatifs de Roser que par l'opposition des faits positifs des autres auteurs.

Un autre fait assez singulier est l'extrême rareté de la médullite à la suite des fractures simples. Mais je n'ai point à l'expliquer. Là encore ce sont des faits négatifs qui ne peuvent prévaloir contre les positifs, et, tout en tenant compte des objections, je suis amené à conclure que l'inflammation aiguë de la moelle des os reconnaît, dans la grande majorité des cas, une cause locale.

La réaction contre la cause locale n'est pas toujours immédiatement sensible, et la médullite franche apparaît après un temps variable. Il faut bien distinguer ici la douleur immédiate qui suit l'application de la cause de celle qui résulte de la médullite. Dans le cas de M. Boeckel, par exemple, l'enfant se relève après sa chute sur le genou et continue à danser. Il dort la nuit, et c'est le lendemain, en voulant se lever, que la douleur survient. Les espaces de temps minimum entre ces deux faits ne sont guère signalés, et souvent ils semblent un peu confondus. Comme maximum acceptable, nous trouvons, chez une petite fille de 12 ans, observée par M. Giraldès, une durée de 15 jours ; 15 jours encore dans un fait de mon excellent ami Bourneville : entre les deux nous rencontrons 8 jours ; 4 jours dans le cas de M. Verneuil. On pourrait établir, en examinant tous les faits, une série complète, et variant de quelques heures à 15 jours et plus, et dans tous on aurait mêmes raisons d'affirmer la certitude de relation entre la cause et l'effet.

Cette longue durée de la maladie à l'état en quelque sorte latent permet de croire que souvent une cause locale a passé inaperçue. Mais chez quels sujets une lésion médullaire occasionnelle a-t-elle le plus de chance de déterminer une médullite aiguë? La question est ici fort difficile. Parmi les faits établis sont les suivants :

L'adolescence est de beaucoup l'époque où la médullite aiguë est la plus fréquente. Nous trouvons, en effet, à 18 mois, 2 ; 2 à 6 ans, 7 ; 6 à 10 ans, 10 ; 10 à 14 ans, 21 ; 14 à 18 ans, 55 ; 18 à 22 ans, 8, dont 6 à 18 et 19 ans ; 1 à 29 ans ; 1 à 30.

C'est là, du reste, un fait parfaitement établi, et qui avait frappé les premiers observateurs.

Un autre fait est la prédominance considérable pour le sexe masculin : 55 garçons, 25 filles. La première règle a été expliquée, et l'explication suffit par l'activité de formation osseuse à cet âge.

Toutefois, l'on comprendrait assez mal si on ne tenait compte que de ce fait, la rareté relative de la maladie chez les petits enfants, dont l'ossification est plus active encore, et chez lesquels les périostites secondaires se manifestent avec une si grande énergie. Il faut ici faire intervenir les occupations, les jeux, en un mot, les chances plus grandes de cause locale. Or il apparaît à tous que les petits enfants y sont bien moins sujets que les adolescents, et les filles que les garçons.

Si nous voulons sortir de ces faits démontrés, nous n'avons plus que des hypothèses. Les enfants mal nourris, mal vêtus, vivant dans de mauvaises conditions hygiéniques, les débiles, les lymphatiques, sont-ils plus fortement impressionnés, et une réaction morbide surviendra-t-elle plus facilement chez eux? Autant de questions auxquelles les faits acquis ne permettent pas de répondre d'une manière satisfaisante. Il serait, certes, fort intéressant aussi de savoir pourquoi des phénomènes typhiques surviennent chez l'un et pas chez l'autre; chez quels individus ils sont plus probables. Mais sur ce point également nous ne connaissons rien.

CHAPITRE IV

ANATOMIE ET PHYSIOLOGIE PATHOLOGIQUE.

Les phénomènes inflammatoires commencent par la moelle osseuse contenue sous le périoste, sinon toujours au moins dans l'immense majorité des cas ; et ce début s'explique tant par la jeunesse relative de ses éléments, que par sa situation, qui l'expose plus à l'action des causes déterminantes.

De là ils se propagent dans les canalicules du tissu osseux compacte, les cavités du spongieux, la moelle centrale. Cette propagation se fait avec une rapidité très-variable. Dans les cas les plus simples, le travail morbide semble s'arrêter sans pénétrer dans les canaux de Havers, ou n'y pénètre qu'à une très-petite profondeur; et, dans ce cas, après l'évacuation du pus sous-périostique, l'accolement se fait très-bien, et la guérison survient sans exfoliation apparente, ni fistules. (IIe Observation du 2e mémoire de Boeckel. — Observation de Fritz. *Société anatomique*.) D'autres fois, tout l'os semble pris en même temps, et la suppuration se montre à la face externe, interne, et dans l'os lui-même. Chez un enfant mort au troisième jour, Boeckel rencontre, outre les lésions sous-périostiques, deux foyers apoplectiques dans la moelle, et la circonférence médullaire était purulente.

Que la suppuration attaque plus ou moins profondément les parties, qu'elle se montre plus ou moins tôt : il en résulte presque toujours un abcès, abcès sous-périostique, d'étendue variable, qui pourra, à un moment donné, érailler le périoste limitant ou le détruire, et par cette voie nouvelle s'infiltrer dans le tissu cellulaire du membre, où il formera des fusées plus ou moins étendues.

En même temps que se forme l'abcès sous-périostique, les parties éloignées du centre de l'abcès, moins fortement impressionnées par la cause morbide, fourniront des produits viables, et de nouvelles couches osseuses se formeront, engaînant la diaphyse. Ces nouvelles couches pourront même se produire dans le tissu osseux, et, s'adjoignant aux anciennes, amoindriront le calibre des canalicules, éburneront l'os et en produiront la nécrose partielle.

Un autre point, primitivement ou consécutivement malade dans un très-grand nombre de cas, est le lieu de jonction du cartilage épiphysaire avec la diaphyse ou l'épiphyse, et il est très-facile de le comprendre. Là, en effet, se trouvent les parties qui, avec la périphérie de l'os, sont essentiellement vivantes. Si les couches médullaires sous-périostiques accroissent l'os en épaisseur, les couches diaépiphysaires l'accroissent en longueur. Il y a donc dans l'une et l'autre partie, qui, du reste, sont continues, des éléments jeunes, actifs, par suite très-capables d'inflammation. Ils sont même plus abondants aux limites ostéocartilagineuses ou, du moins, plus actifs, car l'os gagne bien plus en longueur qu'en épaisseur, et ce n'est pas sans raison que M. Gosselin, précédé dans cette voie par Klose, y a vu le point de départ d'une forme de la maladie.

En ce point, la suppuration est quelquefois véritablement enkystée entre l'extrémité diaphysaire et le cartilage (Petit), la périphérie proliférant sans suppurer. Bien plus souvent, cependant, et sans que l'on puisse décider toujours par où a commencé le mal, la suppuration a complétement séparé le cartilage épiphysaire de la diaphyse ou de l'épiphyse, et occupe en même temps la couche sous-périostique, d'où l'existence d'un vaste foyer dans lequel baigne l'extrémité diaphysaire isolée par la suppuration. Le cartilage, dans un certain nombre de cas, a complétement disparu, on n'en trouve plus traces ; ou, existant, il est complétement décollé de la diaphyse ou de l'épiphyse ; d'autres fois, et plus souvent, son décollement est incomplet, mais le moindre effort amène dans ces cas sa séparation. Toutefois, il peut rester parfaitement indemne, et des violences extérieures ont pu quelquefois fracturer l'os au-dessous de lui. (Henrot.)

Ce ne sont pas, d'ailleurs, les grandes épiphyses seulement qui se peuvent décoller. Roser signale le même fait pour l'extrémité du calcanéum, le grand trochanter, l'ischion. Martin a vu la grosse tubérosité de la tête humérale détachée par la suppuration.

Le tissu osseux est lui-même fort altéré. Les canaux de Havers se sont considérablement agrandis et ont transformé en spongieux une partie du tissu compacte. Dans un cas, Hurel a trouvé chez une petite fille de 3 ans 1/2 le fémur réduit à une coque osseuse. Les aréoles du compacte s'agrandissent. La moelle s'abcède dans leurs cavités. La moelle centrale, rajeunie sous l'influence de la maladie, reprend sa coloration primitive rouge, puis suppure dans un certain nombre de cas.

Les médullites des os plats se comportent comme celles des os longs. L'inflammation débute le plus souvent par la couche sous-périostique externe et, par les canalicules de Havers, gagne le périoste interne. C'est de la sorte que l'on peut très-facilement expliquer ce fait, de prime abord singulier, et si souvent observé aux crânes et aux fosses iliaques de décollement des deux couches périostales dans une étendue égale sur chaque face de l'os.

Telles sont les lésions primitives des médullites, lésions qui très-souvent existent concurremment, mais qui, dans les cas où elles prédominent en quelque point, ont mérité les noms divers d'abcès sous-périostique aigu, ostéomyélite, ostéite juxtaépiphysaire.

Il est d'autres lésions consécutives aux précédentes, et qui leur sont immédiatement liées. Nous avons cité les lésions périostales et les fusées purulentes consécutives. Il nous reste à dire quelques mots de ce qui survient vers les articulations et vers le tissu osseux lui-même.

Les articulations peuvent être lésées de diverses façons. Tantôt l'arthrite survient, comme le veut Klose, par simple voisinage. Plus souvent la médullite sous-périostique s'étend jusqu'au voisinage du cartilage articulaire, et là le pus produit perfore, éraille le revêtement séreux et les fibres qui le peuvent doubler, et forme une fusée articulaire, comme il formait plus haut des fusées intermusculaires. C'est le mécanisme qu'a surtout rencontré M. Gosselin. D'autres fois, il y a médullite du tissu spongieux épiphysaire, raréfaction des trabécules, formation d'un clapier purulent intraosseux. Le cartilage articulaire, troublé dans sa nutrition, s'altère, se détruit, et une perforation vient mettre en communication l'abcès intraépiphysaire et l'articulation. Même mécanisme, invoqué par M. Chassaignac; seulement, pour lui, le cartilage diaépiphysaire, troublé dans sa nutrition, s'était résorbé par places, et le pus articulaire pouvait communiquer avec celui de la cavité médullaire de l'os.

Un grand fait à signaler, et que l'on rencontre dans la plupart des observations, est que les phénomènes d'irruption du pus dans la cavité articulaire restent le plus souvent latents. Nulle douleur n'en résulte.

Du côté du tissu osseux, nous aurons surtout des nécroses, nécroses pouvant reconnaître diverses origines. Tantôt les éléments médullaires modifiés nourrissent mal le tissu osseux, auquel ils fournissent les matériaux habituels, ou devenant pus cessent tout à fait de le nourrir, et le tissu osseux abandonné meurt. On voit de suite la relation intime qui existe entre l'étendue, l'intensité de la médullite et les dimensions du séquestre qui devra être éliminé plus tard. Si la moelle sous-périostique a seule été malade, on pourra n'avoir qu'une légère exfoliation; si la moelle centrale a suppuré, toute la diaphyse meurt. Entre les deux se rencontrent tous les degrés.

Toutefois, la nécrose n'est pas toujours et nécessairement une suite de la médullite suppurée. Qu'il y ait, par exemple, simple médullite sous-périostique bien limitée, cette partie arrive à suppuration, mais le voisinage peut être frappé d'abord d'ostéite raréfiante, puis condensante, d'où compression des vaisseaux du canal et nécrose.

Dans un autre ordre de lésions anatomo-pathologiques viennent l'ensemble des phénomènes nécessaires à l'expulsion du séquestre formé, phénomènes doubles et un peu contradictoires dans leurs résultats. D'abord, la médullite qui survient, ou continue autour des séquestres, résorbe le tissu osseux qui les maintenait en contact avec le reste de l'os, et provoque son isolement complet ; d'autre part, la formation constante aussi de nouvelles couches osseuses dans la moelle sous-périostique, nouvelles couches qui trop généralement englobent en partie le séquestre et gênent beaucoup son expulsion.

D'autres conséquences lointaines des phénomènes locaux sur lesquels l'attention a été peu appelée tiennent au développement exagéré de l'os, par activité trop grande du cartilage diaépiphysaire ; à la cessation prématurée de l'accroissement par la disparition complète du cartilage, ou sa transformation trop prompte en tissu osseux, aux ankyloses, à l'allongement hypertrophique du ligament articulaire et aux subluxations et luxations spontanées qui en sont la conséquence. (Roser.)

Après avoir étudié des lésions primaires, initiales, des médullites, des lésions secondaires nécessaires et d'autres éventuelles, il nous reste à voir quelques troubles qui, bien que fréquents dans les médullites, n'en sont cependant que des complications véritables.

De ces complications, les unes sont essentiellement liées au siége du mal. Telles sont les méningites, que l'on voit survenir dans nombre de médullites crâniennes ; telle est probablement la péricardite observée dans le cas de M. Colson, où l'on trouvait la clavicule enveloppée dans une gaine infiltrée de pus se continuant le long de la trachée et des vaisseaux du cou. Telles sont encore les phlépites des gros troncs, que l'on n'a d'ailleurs signalées à ma connaissance que dans fort peu des cas.

Pour comprendre les autres complications, il faut faire intervenir un élément nouveau. Cet élément, nouveau pour les auteurs qui font de la maladie qui nous occupe une entité morbide, est la cause même de cette maladie. La cause rhumatismale agit sur le péricarde comme elle avait agi sur les os, pour M. Giraldés. Pour Roser, sa dyscrasie a les manifestations les plus variées. Et cependant M. Gosselin, Backel, Roser lui-même, qui admettent une cause spéciale pour expliquer le début de la maladie, reconnaissent toutefois que les troubles généraux graves résultent d'une résorption des produits morbides sous-périostiques.

Les accidents graves sont une conséquence de l'état local.

Il est généralement admis, à l'époque actuelle, que dans toute inflammation locale il se forme des produits de dénutrition absorbés par le sang et portés par lui dans toute l'économie. Ces produits de dénutrition vont impressionner les divers organes et déterminer une fièvre dite inflammatoire, fièvre inflammatoire qui varie beaucoup dans ses caractère et son intensité, suivant la quantité de produits résorbés, leurs qualités et aussi l'impressionnabilité de l'organisme sur lequel ils agissent.

Quels sont ces produits? leur nature? leur mode d'action? Toutes questions irrésolues à l'heure actuelle. Mais quelles que doivent être les explications, il est des faits acquis et qui permettent très-logiquement d'accepter cette opinion, qui explique, du reste, parfaitement les faits cliniques.

Les faits cliniques montrent, en effet, que, dans la grande majorité des cas, la maladie qui nous occupe est primitivement locale [1]. Puis surviennent des phénomènes généraux, tantôt indiquant une inflammation franche, d'autres fois devenant rapidement typhoïde, et pouvant alors amener en peu de temps la mort des malades. Que trouve-t-on dans ces cas? Rien, quand la mort a été très-rapide. Si elle a tardé quelques jours, on observe des lésions disséminées un peu partout, et qui se rapprochent complétement de celles des maladies avec infection septicémie, pyohémie [2].

Ce sont, du côté du cerveau, des suffusions séreuses, même sanguines, de la congestion, des abcès dans un cas de Stone, une infiltration de pus liquide dans les mailles du tissu cellulaire sous-arachnoïdien, compliquée de purulence dans les veines qui aboutissent au sinus longitudinal, et dans ce sinus lui-même. (Louvet.)

Les poumons sont engoués, parsemés d'abcès métastatiques et de noyaux apoplectiques qui en sont le premier degré. Les plèvres sont remplies de liquide séropurulent, ou sérosanguin, ou de fausses membranes.

Le péricarde est également tapissé de néomembranes, remplies de liquide purulent. La substance charnue du cœur est ecchymosée; on y voit de petits abcès.

Les valvules, dans un cas de Martin, et un autre de M. Giraldès, sont elles-mêmes ulcérées, malades.

---

[1] L'extrême rapidité avec laquelle se fait l'absorption dans la moelle pourrait rendre compte des cas où phénomènes généraux et locaux semblent survenus presque en même temps. (*Thèse de Paris*, 1865, Dubuisson-Christot.)

[2] Ces lésions viscérales surviennent également et chez les sujets dont les abcès sous-périostiques ont été largement ouverts et chez ceux où on les a respectés

La rate est volumineuse, diffluente souvent. Dans un cas de Stone, il y avait du liquide dans le péritoine.

Les abcès du foie sont très-rares. Très-communs, au contraire sont ceux des reins.

Des arthrites suppurées se voient très-souvent, et par elles s'expliquent la plupart des faits dits de périostite multiples.

On trouve encore des abcès intra-musculaires, des œdèmes et suppurations du tissu cellulaire.

Toutes ces lésions ne coexistent pas, et, sans pouvoir donner les règles de leur production, il faut, je crois, admettre leur dépendance commune d'une infection générale. Souvent associées en nombre variable, elles peuvent cependant rester isolées. Le péricarde a été vu plusieurs fois malade, à l'exclusion des autres parties. Je ne crois pas qu'on en puisse inférer la nature rhumatismale de la maladie.

Voici d'ailleurs quelques-uns des faits que j'ai pu rassembler et sur lesquels se base mon opinion. Je les cite en résumant les huit premiers ; chacun pourra juger.

OBSERVATION III. (Bérard.) — Chez un jeune garçon de quinze ans, se développe spontanément un abcès à la région interne et à la partie inférieure de la cuisse; ce ne fut qu'après plusieurs jours qu'on reconnut la fluctuation. L'abcès fut ouvert, mais le malade mourut peu après.

A l'autopsie, outre les lésions sous-périostales, on trouva une péricardite aiguë, et quelques renseignements firent croire qu'il y avait eu intervention rhumatismale.

OSERVATION IV. (Quinquand.) — Garçon, 21 ans. Jamais de rhumatisme. — 18 février. Pris après longues fatigues manuelles de douleurs à extrémité supérieure du bras droit. Frissons erratiques.

Fièvre plus intense, le 19. Le 20. Aspect typhoïde. — 23. Nouveau frisson demi-heure. — 24. Incision de la tumeur purulente de l'épaule. — 25. Pas d'amélioration. — 28. État typhoïde se prononce de plus en plus. Matité précordiale.

5 mars. Frisson violent qui se répète irrégulièrement tous les jours jusqu'au 12. Somnolence continuelle du 12 au 16. Mort.

Autopsie. — Tiers supérieur d'humérus a une teinte jaune verdâtre. Il y a périostite, ostéite et myélite suppurées. Articulation a été envahie — Base des deux poumons congestionnée. Péricarde contient 100 grammes de liquide purulent. Séreuse est vascularisée. Au cerveau, léger épanchement de sérosité dans les ventricules et œdème des méninges.

OBSERVATION V. (Marjolin.) — Petite fille de six ans, prise, le 31 août, sans cause appréciable, de douleurs très-vives dans le haut de la cuisse. Délire dès le lendemain. Entrée le 4 septembre. Morte le 5 au soir.

Autopsie. — Plèvre adhérente en plusieurs points. Un peu d'épanchement séreux rouge. Poumons fortement congestionnés. Plusieurs foyers apoplectiques. Pas d'abcès métastatiques. Péricarde couvert de fausses membranes. Rien aux orifices du cœur. Périoste du fémur décollé de son quart supérieur. Articulation envahie. Trame osseuse présente aussi des traces d'inflammation.

OBSERVATION VI. (Tavignot.) — Enfant de 10 ans, venu du Piémont à Paris de pied, faisant 7 à 8 lieues par jour. Le cinquième jour après son arrivée, pris de fièvre. Entré à l'hôpital. Abcès considérable de jambe et cuisse gauches. On ouvre. Le lendemain au membre inférieur droit un abcès. Os dénudé. Meurt épuisé.

Autopsie. — Lésions sous-périostiques et infiltration purulente très-prononcée de la substance spongieuse. Péricarde renferme une grande quantité de sérosité purulente, mêlée à des flocons albumineux.

Point d'abcès dans le poumon, ni foie. Attribué à diathèse purulente.

OBSERVATION VII. (Gadaud.) — Garçon, 15 ans. Entre avec tous les signes de fièvre typhoïde à forme cérébrale. Il souffre depuis cinq à six jours après avoir fait, paraît-il, une chute sur le genou.

Diagnostic. Abcès sous-périostique du tibia.

25. Même état typhoïde. Gonflement de la joue gauche et au niveau du coude gauche. Augment des symptômes cérébraux. Mort au huitième jour.

Autopsie. Abcès métastatique du grand pectoral gauche, reins, foie, poumons. Abcès de la paroi interventriculaire du cœur. Pus dans le coude. Péricardite avec fausses membranes. Abcès sous-périostique du tibia. Ostéomyélite.

OBSERVATION VIII. (Chipault.) — Garçon de 12 ans. Le 15 février a le bras droit fortement tiraillé. Dès le soir, douleur.

19. Tuméfaction considérable du bras. Pouls fréquent, peau chaude. Frisson d'un quart d'heure.

20. Fluctuation manifeste.

21. Amélioration momentanée.

26. Mort.

Autopsie. Humérus complétement dépouillé du périoste. Abcès sous-périostique. Muscles, et surtout ceux venant s'inscrire à l'épicondyle, rempli de petits abcès disséminés. Articulation intacte. Poumons congestionnés avec abcès métastatique et apoplexie.

Péricarde couvert de fausses membranes. Sous le péricarde viscéral on trouve petites masses jaunâtres, petits abcès. Abcès du cœur. Petits abcès des reins.

Observation IX. (Petit-Raymond.) — Petite fille de 18 mois. Chute il y a huit jours, et dès le lendemain se plaint de la jambe gauche.

2. A l'entrée, fièvre vive. Enfant abattu et pâle. Par instant jette de petits cris. Incision. Abcès sous-périostique et tibia à nu.

7. Épaule gauche est tuméfiée, douloureuse, ainsi que bras et avant-bras. Au niveau d'articulation de première phalange du gros orteil droit avec le premier métatarsien, la peau est rouge, tendue. Diarrhée. Mort.

Autopsie : Toute la diaphyse du tibia gauche est dénudée de son périoste, sauf la face externe de l'extrémité inférieure. L'os baigne dans un vaste abcès. Cartilage épiphysaire intact. Première phalange du gros orteil droit est dénudée et infiltrée de pus. Articulation d'épaule et coude gauche ont suppuré. Épanchement séro-purulent avec flocons albumineux dans le péricarde, qui est injecté, rouge. Endocarde sain. Poumon gauche a deux petits abcès métastatiques. Plèvre saine, de même que foie, rate, reins.

Observation X. (Giraldès.) — Chez un enfant mort d'un abcès sous-périostique de la partie supérieure du bras, nous avons trouvé une péricardite plastique.

Observation XI. — *Chute probable. Abcès sous-périostique du calcanéum avec état typhoïde et hypéresthésie cutanée et musculaire généralisées. Arthrite sternoclaviculaire le cinquième jour. Frottements péricardiques. Mort le sixième jour avant toute incision.*

Autopsie. — *Vaste abcès péricalcanéen et envahissement des articulations voisines. — Arthrite suppurée sternoclaviculaire. Péricardite et pleurésie séroplastique. — Abcès multiples des reins.*

(Observation due à l'obligeance de mon collègue et ami M. Thaon.)

Antoine L..., 16 ans, chapelier. Entré le 6 juillet à l'hôpital de la Pitié, service de M. Trélat.

Il serait tombé d'un escabeau, et depuis il souffre dans le pied gauche. Il a pris le lit il y a trois jours, époque où il est devenu très-malade. Insomnie complète, cris, délire.

Jamais de rhumatisme. Très-bonne santé habituelle. Pas de traces de scrofule. Tempérament nerveux, corps grêle, mais bien constitué.

6 juillet. L'enfant est couché sur le dos, pousse des cris même lorsqu'on ne le touche pas. Répond mal aux questions. Les cris sont plaintifs, sans aucun caractère. Le pied reposant sur un coussin présente une r ̲geur assez vive, au niveau du cou-de-pied, avec gonflement remontant jusqu'au tiers moyen de la jambe et envahissant tout le pied. Douleur très-vive à ce niveau, empêchant toute exploration. T. R. 39° Une pilule extrait thébaïque.

7 juillet. A crié et divagué toute la nuit ; hyperésthisie de tout le corps. La rougeur du pied est un peu plus pâle. Au niveau de l'articulation sternoclaviculaire droite, gonflement, rougeur, douleur très-intense ; la face est inclinée à droite. Pupilles égales, moyennement dilatées. Toujours mêmes

cris. On arrache difficilement quelques réponses au malade, et ces réponses sont incohérentes. Pas de selles. Urine dans son lit.

Choc cardiaque assez fort. Bruits fréquents et tumultueux. Frottements péricardiques très-marqués. Rhonchus dans toute la poitrine.

8 centigrammes extrait thébaïque ; 1 gramme sulfate de quinine. Limonade. T. R. 38,7°.

Le soir, le malade semble sommeiller. Toujours dans la même position. Pousse néanmoins des cris plaintifs de temps à autre, sous ouvrir les yeux.

Le bruit de frottement est moins net. Irrégularité du pouls. T. R. 40°. Mort dans la nuit.

Autopsie faite 26 heures après la mort.

L'articulation sterno-claviculaire, les tissus périarticulaires sont infiltrés de pus jaunâtre. Le périoste de la clavicule se décolle facilement. L'articulation est injectée rouge. Péricarde contient environ 50 grammes de liquide séropurulent. La face postéro-inférieure du péricarde adhère par des brides très-lâches, très-molles. Toute la face interne du péricarde viscéral et pariétal est couverte par une fausse membrane réticulée, jaunâtre ; elle a un demi-millimètre d'épaisseur, se détache facilement. Au-dessous on voit la séreuse vivement injectée. Le poumon gauche présente des adhérences à la face externe et postérieure, mais fort lâches et molles. Environ un demi-verre de liquide séreux. A la base du même poumon, on remarque une fausse membrane réticulée comme celle du péricarde. Sous la plèvre pulmonaire, nombreuses petites taches ecchymotiques. Le lobe inférieur du poumon gauche est densifié, ne crépite plus, tombe au fond de l'eau. Cohésion est conservée.

Adhérences plus solides. Fausse membrane non réticulée. Ecchymoses. Foie normal. — Reins : le droit, à la surface, on voit cinq à six masses blanchâtres, variant du grain de millet à la lentille. Une coupe y fait voir de petits abcès s'enfonçant en pointe dans la substance rénale. Même chose pour le gauche. Rate saine. — Cerveau. Les membranes sont un peu louches, les réseaux sanguins sont injectés. Caillots dans les sinus. Deux cuillerées de sérosité dans les ventricules. A la coupe du cerveau, rien d'anormal.

Membre inférieur droit. La peau au-dessous de la malléole externe est tellement amincie, qu'on voit le pus sourdre par plusieurs orifices au-dessous de l'épiderme ramolli. Le tissu cellulaire est infiltré de pus et de sérosités De l'articulation tibiotarsienne il sort du pus épais. Les surfaces articulaire. ne sont pas dénudées, mais rougeâtres et se laissent facilement pénétrer. Le tibia, le péroné ne semblent nullement lésés. L'articulation astragalocalcanéenne présente les mêmes lésions que la précédente.

Le *calcanéum* est dénudé, le périoste complétement décollé permet au doigt de parcourir toute la surface osseuse, sauf à la partie inférieure. Le tendon d'Achille est aussi décollé. Pus rougeàtre, épais, huileux entre le périoste et l'os. Calcanéum rougeàtre commence à s'éroder.

CAS DE NÉCROSE AIGUË, SUIVIE DE PYOHÉMIE
par M. Stone. (*Med. Times*, 1859.)

OBSERVATION XII. — *Nécrose aiguë du radius. Début essentiellement local.* — *Phénomènes généraux.* — *Prise pour rhumatisme.* — *Mort vers le septième jour avant toute incision.*

AUTOPSIE. — *Autre abcès sous-périostique du radius. Pleurésie séroplastique. Péricardite séroplastique. Abcès des parois du cœur. Abcès des reins.*

M. A., âgée de 15 ans, servante ; admise, le 18 décembre 1858 ; fille bien développée, bonne santé apparente. Raconte qu'elle a toujours joui d'une bonne santé avant cette malalie. N'a jamais eu de rhumatisme aigu, ni de maladie grave.

Ses règles parurent seulement il y a peu de temps, mais d'une façon normale ; paraît avoir une bonne place et n'avoir pas subi de privations. Était bien et travaillait encore quatre jours avant son entrée. A cette date, 13 décembre, se plaignit de douleurs très-intenses à l'avant-bras gauche, surtout à la partie postérieure. Un peu de gonflement apparut dans le cours de la journée. La santé générale ne paraît pas atteinte jusqu'au matin, 14 décembre. A ce moment : *frisson intense, vomissement, mal de tête, douleurs dans la poitrine et toux.*

Elle se mit au lit, son état s'aggrava rapidement, se plaignit des mêmes phénomènes et eut du délire les deux dernières nuits.

A son entrée, l'aspect général était celui d'un rhumatisme aigu avec complication cardiaque. C'est ainsi qu'elle fut classée. Cependant elle ne fut pas soumise pour ce classement de salle à un examen très-minutieux, quoique ce fût possible et désirable.

Vue dans le service, elle était manifestement souffrante, d'une affection grave et étendue.

La face pâle et anxieuse, l'aspect abattu, intelligence obtuse, quoique la malade puisse répondre aux questions faites très-haut. Pouls, 130, difficile à compter à cause de sa petitesse. Respiration, 44 par minute, accompagnée de plainte. Peau froide, sans sueur ; toux sans résultat ; difficulté très-notable d'expectoration.

En examinant la poitrine, on entendait de chaque côté de gros râles et des râles humides crépitants. La main pouvait encore percevoir une espèce de *thrill.* Dans l'intervalle des respirations, on entendait le cœur battre légèrement, mais avec ses bruits normaux.

Il n'y avait ni engourdissement anormal, ni trop grande sensibilité à la surface. Le bras et l'avant-bras étaient gonflés, tendus, un peu rouges et un peu sensibles, mais non douloureux. Tous les mouvements articulaires etaient faciles et s'exécutaient sans douleurs; ni le poignet ni le coude ne présentaient de traces d'inflammations rhumatismales.

Le gonflement le plus prononcé était à la partie moyenne et au tiers supérieur de l'avant-bras. Empâtement de cette région, mais pas de fluctuation. La main n'était pas du tout malade. On donna du vin et des stimulants, mais elle mourut le même soir sans modification préalable des symptômes.

A l'autopsie, quarante-huit heures après la mort, on trouva les lésions suivantes :

Le bras gauche, très-gonflé et un peu dur, présentait des taches rouges; le tiers du radius, à l'exception de l'épiphyse, était dénudé dans presque toute son étendue, et entouré d'un pus épais qui infiltrait le tissu cellulaire et le tissu musculaire dans toutes les parties environnantes. — En faisant une section de l'os, son intérieur présentait un aspect sain.

La substance musculaire était généralement saine, mais les veines superficielles et profondes contenaient des caillots mal formés et un liquide puriforme. Le poignet et l'épiphyse du radius étaient parfaitement sains, ainsi que le *cubitus*. Le cerveau très-congestionné, mais d'ailleurs très-sain. Les poumons étaient légèrement adhérents aux parois par une couche récente de lymphe plastique. Celle-ci était inégalement répartie et beaucoup plus prononcée à gauche qu'à droite. Les poumons, de dimension ordinaire, étaient presque entièrement crépitants. Ils présentaient de nombreux foyers d'apoplexie pulmonaire de la grosseur d'une noisette, siégeant en arrière et irrégulièrement disséminés du sommet à la base. Quelques-uns étaient décolorés sur les bords. Les petites branches de l'artère pulmonaire en rapport avec eux étaient, pour la plupart, sinon toutes, remplies d'un caillot adhérent, décoloré, mêlé, en quelques endroits, à un liquide puriforme. Quelques abcès bien distincts, du volume d'une fève, étaient en arrière, disséminés çà et là. Les bronches contenaient beaucoup de liquide spumeux. Le péricarde recouvert de lymphe plastique plus abondante sur le cœur que sur le feuillet pariétal, et surtout du côté gauche.

Le cœur, de volume normal, consistant et en contraction; sa face postérieure, recouverte de fausses membranes, présente des points de congestion intense et d'extravasation sanguine. Une coupe de l'organe présente des abcès de la grosseur d'un pois à plusieurs degrés de développement, répandus dans le tissu musculaire.

Les valvules saines. — Les cavités contiennent un caillot en partie coagulé.

Péritoine sain. — Foie; volume normal, en grande partie sain. A sa surface, on voit plusieurs taches pâles entourées d'une congestion assez étendue; à la coupe, on trouve, au niveau de ces taches, des masses de tissu présentant les mêmes caractères et s'avançant un peu dans l'épaisseur de l'organe.

Rate, pancréas, estomac, intestins et capsules surrénales sains.

Les reins offrent un grand nombre de petits abcès entourés de congestion, ne présentent pas d'autre altération.

L'examen microscopique du liquide des bronches pulmonaires (de l'artère) montre des globules de pus, et, en quelques points, des corps granuleux et des débris de coagulation fibrineuses.

Observation XIII. (Stones.) *Abcès sous-périostique du fémur. Pris pour rhumatisme articulaire au début. — Mort au dixième jour, avant toute incision.*

Autopsie. — *Outre lésions sus-fémorales, on trouve abcès des reins et apoplexies pulmonaires.*

M. H., âgée de 29 ans, servante, admise le 24 novembre 1858, femme d'une santé robuste, d'une taille au-dessus de la moyenne, était souffrante, croyait-on, d'un rhumatisme, et fut placée en conséquence dans un service médical. Sa bonne santé paraît l'avoir quittée depuis une quinzaine. Elle avait souffert depuis lors de quelques chagrins et de privations; cependant avait été capable de remplir ses fonctions de femme de chambre jusque huit jours avant son admission. Elle s'est plainte d'abord d'une douleur intense dans la cuisse droite qui, bientôt après, devint gonflée et sensible.

Deux jours après son entrée, les symptômes s'aggravent sans changer de caractère. Au lit, elle présente l'aspect d'une personne souffrant d'un rhumatisme aigu avec fièvre intense.

Elle a conservé toute sa présence d'esprit, et se plaint surtout de douleurs dans la cuisse droite.

A l'examen, on trouve du gonflement avec empâtement et grande sensibilité.

On ne peut pas distinguer si l'articulation du genou est malade en raison du gonflement et de la douleur. Il n'y a pas de rougeur circonscrite, ni de fluctuation en aucun point.

On donne un traitement anti-rhumatismal.

Le jour suivant, 25, après un frisson intense, elle fut prise d'un violent délire.

Le matin du 26, le délire fait place à des signes d'affaiblissement général. Ils s'accompagnent de phénomènes soudains et très-graves du côté des bronches. On entend de gros et de petits râles crépitants des deux côtés de la poitrine. Ils peuvent même être entendus à distance. La face devient livide. La respiration s'accélère; le pouls insensible au niveau du poignet. La malade conserve d'une façon très-nette et ferme la faculté de parler jusque quelques minutes avant sa mort, qui survint à midi.

A l'autopsie, vingt-quatre heures après la mort, voici ce que l'on trouve :

La cuisse droite très-volumineuse. Une incision, foite jusqu'à l'os, donne issue à une grande quantité de pus clair.

Les deux tiers inférieurs du corps du fémur sont en grande partie dénudés et baignant dans le pus. Les muscles voisins ramollis et infiltrés de pus.

Quelques veines musculaires sont remplies par des caillots en partie récents, en partie décolorés et adhérents, et contiennent en quelques endroits un liquide épais, puriforme. L'os n'était pas complétement dénudé ; çà et là, des fibres musculaires ramollies, déchiquetées, étaient encore adhérentes à sa surface.

Dans un espace ovalaire de deux pouces de long sur un de large, se trouvait un dépôt mou, granuleux, d'os nouveaux, très-mince sur les bords, un peu plus condensé vers le centre, et au centre une ouverture d'un quart de pouce de diamètre, au fond de laquelle se trouvait l'os dénudé. L'articulation et l'épiphyse saines. En faisant une section verticale de la diaphyse, on trouve la plus grande partie de la cavité médullaire remplie par un épanchement plastique, un liquide puriforme.

Les gros vaisseaux de la cuisse et leur contenu n'ont rien d'anormal. Cerveau congestionné, beaucoup de liquide à sa surface ; rien d'ailleurs. Péricarde et cœur sains. Les plèvres à peu près complétement saines et libres d'anciennes adhérences. La surface des deux poumons, cependant, présentait, en deux ou trois endroits, de très-légers dépôts de lymphe plastique récents, à peine visibles. Chacun d'eux paraissait avoir pour point de départ une tache centrale de couleur noire, dans laquelle était compris le poumon.

A la coupe, les taches noires sont reconnues être des noyaux apoplectiques, de la grosseur d'une demi-bille. Il y en avait environ six dans le poumon gauche et trois ou quatre à droite. C'était parfaitement bien de l'apoplexie. Aucun ne ressemblait à un abcès, quoique deux ou trois présentassent une coloration brunâtre sur les bords. En outre, il y avait en quelques points extravasation de sang, faisant saillie dans le tissu sous-pleural. Les poumons congestionnés et œdémateux, mais crépitants. Les bronches quelque peu congestionnées, contenant beaucoup de mucus. Péritoine sain. Foie d'un volume normal et en grande partie sain. A sa surface, plusieurs points présentent une coloration de vin de Porto, en même temps que d'autres points sont d'une remarquable pâleur. Cette congestion est tout à fait superficielle ; la pâleur pénètre dans l'épaisseur de l'organe à une légère profondeur. Rate, estomac, pancréas, intestins et capsules surrénales, rien.

Reins en grande partie sains ; à droite très-volumineux ; il y a un groupe confus de petits abcès, comparable au volume d'une noisette.

La partie suppurée forme dans les substances corticales un cylindre irrégulier consistant en un certain nombre de petits foyers séparés les uns des autres par des bords congestionnés. En détachant la capsule des parties malades, les petits abcès qui se trouvent à la surface du rein se trouvent ouverts.

CHAPITRE V

SYMPTOMATOLOGIE

Cette étude comprend deux ordres de phénomènes, les uns *locaux*, les autres *généraux*.

Symptômes locaux. — La douleur est le phénomène initial. Elle apparaît tantôt brusquement, plus souvent elle a été précédée pendant un temps plus ou moins long par une sensation de compression. Cette douleur est spontanée, continue, s'accroît la nuit, augmente au moindre contact, au moindre mouvement ; elle gagne en étendue, en intensité, devient excruciante.

En même temps, un peu de tuméfaction survient, tuméfaction assez nette quand l'os atteint est superficiel (malléoles — face antérieure du tibia — calcanéum — radius — épaule) ; plus difficile à constater si l'os est profond (fémur). A cette tuméfaction localisée au siége du mal s'ajoute souvent un œdème plus ou moins diffus, que Roser regarde comme constant.

La coloration se modifie peu, — jamais, suivant Chassaignac ; Schützenberger, Giraldès, Bœckel sont d'accord pour admettre des marbrures, des plaques érythémateuses éparses. — La peau a souvent un aspect terreux, cireux. Si l'os atteint est superficiel, le tégument peut rougir.

Si l'on porte les mains sur les parties malades, on détermine une douleur extrêmement vive ; il y a un peu de chaleur locale, souvent de l'œdème. Profondément on sent, au début, une masse dure, résistante, à large base, semblant se continuer avec l'os. Plus tard, cette masse se ramollit et l'on peut y percevoir une vague fluctuation. Puis le périoste éraillé, détruit, laisse fuser la collection purulente, dont la constatation devient dès lors beaucoup plus facile.

Si l'on ouvre avec le bistouri, il s'écoule une quantité de pus qui, par son abondance, dépasse très-souvent les prévisions du chirurgien. Ce pus, suivant Chassaignac, serait toujours primitivement fétide et pourrait, dans certains cas, les ostéomyélites, contenir des gouttelettes huileuses. Andrea et Roser ont étudié les conditions anatomiques de la production de ces gouttelettes huileuses. Ces deux caractères peuvent manquer et leur valeur diagnostique et pronostique nous a semblé minime. L'incision faite, le pus écoulé, il faut introduire dans la plaie un stylet et mieux le doigt, et l'on constate alors l'existence du tissu osseux à nu au fond de la plaie.

Souvent tous les phénomènes locaux et généraux tombent après cette incision. Il y a arrêt ou au moins rémission dans les phénomènes. Chassaignac a établi que les douleurs et les troubles généraux persistant après l'ouverture indiquaient une ostéomyélite. C'est là un fait vrai dans beaucoup de cas, mais sur lequel il ne faudrait pas se fonder absolument pour porter un pronostic grave.

Il arrive en effet qu'une incision faite prématurément, et excellente d'ailleurs, n'arrête pas la médullite, qui continue à gagner la couche sous-périostique. Je citerai à l'appui l'observation du premier mémoire de Bœckel, où les douleurs reparurent après l'incision et où cependant le recollement périostal se fit dans toute l'étendue du péroné, sans la moindre nécrose.

Outre ces phénomènes locaux, on peut voir, quand la maladie occupe les extrémités des grands os, des décollements épiphysaires plus ou moins complets, qui se manifestent par leurs signes anatomiques habituels; l'envahissement des articulations voisines qui, par quelque mécanisme qu'il se fasse, présente ce fait bien singulier de ne provoquer aucune douleur, — ou bien des fractures diaphysaires assez rares d'ailleurs. Les ganglions lymphatiques restent indemnes; les gros troncs veineux sont quelquefois oblitérés.

Les fonctions du membre sont complétement troublées. Il reste dans une immobilité absolue, légèrement fléchi le plus souvent, et le malade, péniblement impressionné par les manœuvres du médecin, ne veut ou ne peut éloigner la partie malade et ne se défend que par ses cris.

Les phénomènes *généraux* peuvent manquer complétement, ou du moins être assez peu marqués pour passer inaperçus. Ce sont toutefois des faits rares et qui ne se rencontrent que dans la médullite aiguë des adultes.

Chez les adolescents et surtout les enfants, ils existent presque constamment et se présentent sous deux aspects principaux : franchement inflammatoires ou typhiques Ces deux formes sont cliniquement loin d'être exclusives. On trouve dans les observations nombre de cas douteux et qui établissent la transition entre les formes inflammatoires et typhiques, et de plus trop souvent l'état typhique vient compliquer une médullite qui avait primitivement des phénomènes inflammatoires. Ces réserves faites, et pour les besoins de la description, nous les étudierons séparément.

FORME INFLAMMATOIRE.

La bénignité relative de cette forme, la simplicité des symptômes que l'on rencontrait dans toutes les inflammations franches, lui ont valu d'être négligée par la plupart des auteurs. C'était une maladie rentrant parfaitement dans les cadres de la pathologie.

Comme tout y était simple, on la négligea comme forme morbide, l'attention se porta surtout sur ses suites, et, au lieu d'occuper sa place nosologique réelle, elle disparut dans l'étude des nécroses aiguës.

J'en vais faire une description sommaire. A la suite d'un coup, d'une chute, d'une violence quelconque, — sans cause apparente quelquefois, un enfant se plaint tout à coup d'une douleur sur le trajet d'un os. Cette douleur devient très-vive; on ne peut toucher le siége du mal. En même temps ou à peu près survient de la céphalalgie, quelquefois un petit frisson; la face s'anime, le pouls s'élève, l'enfant est courbaturé, se plaint de douleurs dans les membres, les jointures. La soif est vive, l'appétit disparaît, il y a de la constipation. Cet état peut augmenter, l'enfant ne peut dormir, quelquefois il a un léger délire, il est agité. En même temps, l'état local se prononce. A la douleur se joint un peu de tuméfaction. L'enfant n'ose mouvoir la partie malade.

Après quelques jours d'augment, 4, 6, 10 et plus, on constate de la fluctuation. On ouvre, le pus s'écoule. On sent l'os à nu au fond de la plaie. L'amendement est immédiat le plus souvent. Les phénomènes généraux tombent. L'état local, suivant qu'il y a ou non nécrose, que cette nécrose est plus ou moins considérable, parcourt ultérieurement des phases fort diverses rentrant dans l'étude des nécroses en général.

FORME TYPHOIDE.

La gravité de cette forme, la singularité de ses symptômes, de sa marche, ses lésions multiples, une certaine mode lui ont valu dans ces dernières années l'honneur de nombreux travaux. Ses symptômes ont été très-bien étudiés, et je n'aurai ici qu'à répéter une description qu'on trouvera partout. Le début local consiste en une douleur plus ou moins intense que nous avons étudiée aux phénomènes locaux.

Après un temps variable et quelquefois très-court, le malade est pris de réaction inflammatoire plus ou moins vive. Tantôt cette forme est tout à fait transitoire, les phénomènes prennent de suite une acuïté extrême, d'autres fois elle se maintient plus ou moins long-temps pour aboutir cependant au syndrôme typhique. La gradation est insensible et de rapidité très-variable. Les phénomènes présentent d'ailleurs une mobilité fort remarquable dans certains cas.

La langue reste tantôt rouge, pointue, petite, plus souvent se sèche, s'encroûte de fuliginosités, en même temps que les lèvres, les dents. L'appétit est nul, le malade se plaint assez souvent d'une vive épigastralgie, et des nausées, vomit. Le ventre se ballonne et une diarrhée abondante survient presque constamment. On constate souvent de la tuméfaction de la rate.

Le pouls est rapide, dicrote, atteint 120, 130 et plus. La *température rectale* est très-élevée, dépasse 40°. La *respiration*, accélérée, laisse entendre des râles disséminés. La *peau* est le plus souvent sèche, terreuse, chaude, âcre. Les *urines* sont rares, très-chargées, quelquefois albumineuses.

Le système nerveux est surtout affecté. — La céphalalgie est souvent très-vive. Il y a dans quelques cas une hyperesthésie généralisée (Louvet). Le malade se plaint beaucoup de douleurs dans les membres et dans tout le corps (Louvet); « il pousse à chaque instant des cris perçants, non-seulement lorsqu'on vient l'examiner, mais encore sans cause apparente... » « Les cris aigus se répètent à chaque instant et le malade paraît à peine en avoir conscience. La moindre pression sur un point quelconque du corps suffit pour les provoquer, mais le plus souvent le malade les pousse sans motif appréciable (Louvet). » Quinquaud note « des douleurs intolérables qui forcent le malade à pousser des cris. » Gamet signale également ces cris répétés, qu'il attribue à la violence de la céphalalgie et dans sa première observation il dit cependant : « Le malade, immobile, pousse à chaque instant des cris aigus, perçants, sans cause appréciable, mais redoublant quand on approche de lui et qu'on le touche le plus légèrement possible. Il ne peut indiquer le siége net de la souffrance [1]. »

[1] Dans un cas de périostite phlegmoneuse diffuse de l'extrémité supérieure de l'humérus gauche, que j'ai pu observer dans le service de M. GIRALDÈS, le malade ne pouvait mouvoir ni bras ni jambes, à cause des vives douleurs que provoquaient ces mouvements. Il y avait hyperesthésie cutanée, le cuir chevelu et le dos exceptés. Le grattement musculaire était très-pénible, sauf aux gouttières vertébrales, au crâne et à la langue. Le malade ne pouvait serrer la main, ce serrement devenant douloureux par la moindre contraction musculaire.

Outre ces douleurs provoquées, le malade accusait toujours des douleurs spon-

Bien plus fréquent est le délire, délire très-mobile, du reste, souvent calme, quelquefois agité et tel que le malade, rompant avec l'habitude d'immobilité qui lui est particulière, se lève, frappe et se rompt l'os, altéré par la maladie. (Verneuil, Henrot.) La prostration, l'adynamie, le coma succèdent, alternent avec le délire, et finissent par prédominer.

Il y a une dépression considérable des forces. L'amaigrissement, l'anémie, surviennent rapidement sans être expliqués par la fréquence des selles, l'inappétence et l'insomnie. Il faut nécessairement, pour les comprendre, admettre un trouble considérable de la nutrition, que la facile production d'eschare vient aussi confirmer.

Tous ces symptômes s'associent entre eux dans des rapports très-divers et forment une foule de variétés cliniques dont la description n'est guère possible. C'est à la lecture des observations et surtout à l'examen des malades qu'il faut recourir pour avoir quelque idée de la multiplicité d'aspect qu'avec un fond commun, la maladie peut présenter.

———

Voici une observation que j'ai recueillie, en 1860, dans le service de mon excellent maître, M. Empis, qui m'a semblé devoir prendre place ici.

Jean Raux, 22 ans, boulanger, entré le 25 mai pour une légère angine. — Il présente en même temps une masse très-sensible sous la partie supérieure du *tibia* droit. Fièvre, cris, insomnie.

Le 8 juin, la tumeur est ouverte, laisse couler une grande quantité de pus, et l'on constate une dénudation de la face postérieure et supérieure du tibia ; le malade éprouve depuis hier soir une très-vive douleur dans l'épaule gauche.

9 juin. La douleur d'épaule persiste, mais le malade souffre surtout du poignet droit. — 10. Le genou gauche s'est pris à son tour. Le soir, pouls 90° ;

tanées survenant d'une façon irrégulière et par accès, surtout fréquents la nuit, et empêchant le sommeil, ou réveillant douloureusement le malade. J'assistai un jour à l'un de ces accès et je vis un véritable tremblement musculaire concomitant et peut-être producteur de la douleur. Je regrette de n'avoir pas recherché si cette concomitance était constante. Quoi qu'il en soit, les douleurs spontanées, l'hyperesthésie musculaire semblent établies par ces faits. Leur nouveauté m'a obligé d'insister un peu. — On a peu examiné la moelle et ses méninges, où il faudrait rechercher la cause anatomique de ces troubles.

La motilité est également troublée. On a vu des soubresauts de tendons, de la carphologie, des convulsions.

T. 37,4. — 11. Le genou gauche est seul un peu douloureux. — 13. Tout a disparu, fièvre et douleur. Le malade a, pour la première fois, très-bien dormi. Il se sent appétit et dort. — Dans la nuit du 14 au 15, il est repris de très-vives douleurs de l'épaule gauche. Frissonnements ; Nausées. — Le 15, P., 120 ; T. 39°,6. — Le 16. P., 140 ; T., 40°,4. Le malade est couvert d'une éruption scarlatiniforme typique. Anxiété extrême ; pas d'angine. Mort à sept heures du soir.

L'*autopsie* ne montre aucune lésion appréciable.

Était-ce une scarlatine ? L'absence d'angine, d'une part, la continuité des douleurs articulaires, de l'autre, rendent cette interprétation douteuse. Un fait fort analogue est le suivant :

Mac-Dowel a présenté, le 13 février, à la *Pathological Society* de Dublin, l'humérus d'une petite fille de dix ans, qui, prise de douleur aiguë dans l'épaule et après trois à quatre jours de souffrance avec fièvre, fut admise à l'hôpital Hardewielle. Tout le membre était très-enflé, la peau rouge et brûlante, la douleur intense et des vésicules autour du coude lui donnaient l'apparence d'un phlegmoneux. La fluctuation était perçue sous le deltoïde.

Incision. Pus considérable. Tumeur, douleur, fièvre disparurent, mais huit jours après, une éruption scarlatiniforme apparaît sans l'angine précurseur, et semblable à la roséole puerpérale qui régnait dans l'hôpital. Le pouls s'éleva à 140 ; stupeur et délire surviennent, — puis la mort.

Autopsie. — Humérus était privé de périoste dans presque toute son étendue, et entouré de pus. Épiphyse supérieure détachée, malgré l'intégrité de l'articulation scapulo-humérale ; synovite avec absorption du cartilage de l'articulation du coude.

Qu'étaient dans ces deux faits cette éruption ? Une coïncidence, ou quelque chose d'analogue aux éruptions signalées par M. Guéniot dans les épidémies de fièvre puerpérale ?

CHAPITRE VI

MARCHE, DURÉE, TERMINAISONS.

La médullite ne suppure pas nécessairement. Si rares que soient les faits de résolution, ils existent : Klose en donne un ; Bœckel en signale un second. A côté de ces deux cas, on en voit d'autres où un traitement antiphlogistique énergique a arrêté, retardé la suppuration. C'est, au reste, une terminaison tout exceptionnelle sur laquelle il ne faut pas compter.

La *marche* de la maladie est fort variable. Dans les cas simples, le mal débute par une douleur plus ou moins vive, à laquelle viennent se joindre, après un temps variable (pouvant aller à huit jours, suivant Bœckel), des phénomènes fébriles plus ou moins intenses. Cet état dure quelques jours encore, puis la fluctuation devient nette, les phénomènes fébriles tombent ; la collection peut s'ouvrir spontanément, se vider ; il reste pendant quelque temps une plaie fistuleuse, quelques fragments nécrosés sortent avec le pus, puis tout se referme et la maladie est terminée.

Plus souvent on incise dès que la fluctuation apparaît. Dans ce cas, la fièvre peut tomber immédiatement et la plaie se refermer, après évacuation du pus, sans élimination de parcelles osseuses nécrosées. Cette terminaison s'observerait surtout chez les tout jeunes enfants, suivant Billroth. Les faits confirment cette opinion. Mais une condition plus importante que l'âge est peut-être le siége. Tout os superficiel, en effet, permettra une ouverture plus hâtive du foyer ; les désordres seront, par suite, moins grands et la guérison plus facile. Dans une autre série de faits, la marche est toute différente : les accidents généraux priment les locaux, les masquent souvent et entraînent d'innombrables erreurs dont nous aurons à parler.

Nous avons déjà vu que ces accidents généraux pouvaient survenir à des époques assez diverses et se montrer avec une intensité très-variable. Dans un certain nombre de cas, la marche est suraiguë. Un enfant observé par Bœckel meurt au troisième jour. Dans le cas de Colson, où la péricardite a peut-être joué un rôle, la maladie dure cinq jours ; cinq jours encore, dans un cas signalé à la *Société de chirurgie*, en 1865, par Marjolin ; six jours dans la première observation de Store ; huit jours dans celle de Gadaud.

Plus souvent la maladie est moins brutale, mais aboutit encore à la mort vers le quinzième, vingtième et souvent trentième jour, sans avoir discontinué. Dans d'autres cas, il y a état typhoïde ; l'abcès est ouvert, il survient de la rémission ; mais elle dure peu : les accidents reprennent, des complications surviennent, et le malade succombe.

Dans des cas plus heureux, la rémission se maintient, ou il y a des alternatives de mieux et de pire, puis la guérison s'affirme peu à peu et le malade échappe. Cependant tout danger n'est pas conjuré quand l'abcès est ouvert et que les phénomènes généraux graves ont cédé. Il reste encore un os nécrosé qui doit être éliminé. Je ne puis insister beaucoup sur cette élimination, qui ne rentre plus directement dans mon sujet, mais on comprend quels dangers court encore le malade.

Les fistules taries, les plaies refermées, il peut rester quelque séquestre envaginé, véritable épine qui pourra à chaque instant déterminer des poussées aiguës, parfois mortelles.

Les articulations prises, les épiphyses décollées, les fusées purulentes, jouent encore un grand rôle dans la marche et les terminaisons de la maladie, tant par la nature même des lésions que par les amputations toujours graves qu'elles nécessitent. Ou bien le malade guérit avec de véritables infirmités : un cartilage diaphysaire s'est trop tôt soudé, ou, au contraire, a trop produit, et le membre atteint reste plus court ou devient plus long que son conjoint.

CHAPITRE VII

PRONOSTIC ET DIAGNOSTIC.

Le *pronostic* doit être basé sur une appréciation exacte des phénomènes généraux et locaux. Une fièvre inflammatoire, si vive qu'elle soit, n'entraîne pas un pronostic fâcheux. Elle doit faire craindre des lésions étendues, et par suite une nécrose peut-être considérable, mais il n'y a pas danger prochain.

Les phénomènes adynamiques, typhiques, comportent une plus fâcheuse issue. La mort peut survenir en effet par ces seuls troubles généraux. De plus, ils jettent le malade dans un état de faiblesse, de désordres fonctionnels tels que, échappés aux premiers dangers, la lutte sera plus difficile, bien plus inégale quand il devra résister aux effets de la suppuration, de l'élimination des séquestres. Ces phénomènes typhiques semblent du reste se rencontrer plus fréquemment dans les cas où la médullite gagne profondément.

Un point dont il faut tenir grand compte est la modification que subissent les phénomènes généraux après l'ouverture du foyer inflammatoire. — Presque constamment une rémission marquée succède à cette ouverture et on peut l'expliquer tant par l'évacuation du pus lui-même que par l'écoulement de sang auquel elle peut donner lieu. Mais cette rémission tantôt persiste, et c'est un fait d'un excellent pronostic; — d'autres fois les phénomènes reparaissent, et il faut craindre alors. Cette reprise des troubles généraux, en effet, malgré quelques rares exceptions, indique que la maladie

a pénétré profondément et entraîne la pensée des dangers sérieux
dus autant aux phénomènes généraux qu'à l'état local.

Les observations *thermométriques* n'ont pas jusqu'ici été prises
assez souvent et avec assez de suite pour qu'on puisse en tirer quelques conclusions.

Localement, il faut tenir compte des localisations multiples, —
du voisinage des articulations, — de la situation plus ou moins
profonde de l'os, — des fusées purulentes et du phlegmon diffus.

Nulle maladie, je crois, n'a été l'occasion de si nombreuses *erreurs*
au point de vue du *diagnostic* que la médullite phlegmoneuse dans
ses formes graves. Les observations se ressemblent tellement sur ce
point, qu'on serait tenté d'élever cette erreur à la hauteur d'un
caractère de la maladie. Dans un nombre considérable de faits, les
enfants atteints de médullites furent primitivement dirigés vers un
service de médecine comme atteints tantôt de fièvre typhoïde, tantôt
de rhumatisme aigu, et il leur est aussi arrivé de passer de chirurgie, où ils étaient admis, en médecine. Il faut que les difficultés
soient bien grandes, puisque, mis en garde par l'expérience acquise,
on voit l'erreur renouvelée encore à chaque instant et par des
observateurs de talent.

Ces erreurs ne sont pas sans gravité. La médullite réclame un
traitement énergique, rapide, topique, et tout retard entraîne une
aggravation du pronostic. En face de l'utilité si grande d'un
diagnostic exact, il faut y tendre par tous les moyens et rechercher,
afin de les éviter, les causes d'erreur.

Deux maladies surtout sont signalées par les observateurs : — la
fièvre typhoïde, — le *rhumatisme aigu*. M. Giraldès y ajoute le début
des *fièvres éruptives*.

Pour éviter l'erreur, le grand point est, je crois, en présence de
phénomènes un peu irréguliers, de songer à la possibilité d'une
médullite.

On est appelé près d'un enfant malade depuis quelques jours
Son facies est typhique, sa figure stupide, sa langue rouge, pointue,
ou sèche, dure, ses dents fuligineuses ; il marmotte des mots inin
telligibles, délire et de la fièvre, etc. A un examen superficiel, l'er
reur est possible, sinon probable. Mais si l'on remonte aux antécédents, on trouve bien souvent une douleur signalée au début, et cette
douleur met sur la bonne voie. Un examen complet du malade
dénote d'ailleurs quelque point douloureux dans la continuité des

membres, et ce poin douloureux trouvé suffit encore à fixer l'attention.

Il est des cas où peut-être l'état typhoïde est tel que le malade ne réagisse plus et laisse presser la partie malade sans paraître s'en apercevoir. Je ne connais pas de ces faits, mais ils doivent être bien rares, et tels alors par la gravité de l'état général qui les accompagne, que l'erreur est moins préjudiciable. Toujours du reste le mieux est de songer à la possibilité d'une médullite. Je doute qu'elle se cache jamais à celui qui la cherchera.

Dans un autre groupe de faits, on voit un enfant atteint de fièvre intense, immobile dans son lit, se plaignant souvent de douleurs, poussant des cris aussitôt qu'on cherche à soulever la partie malade. On ne va pas plus loin et l'on admet un rhumatisme aigu.

Quelquefois les difficultés sont plus grandes. Le patient a pu avoir au début des douleurs contusives des membres, des jointures, qu'il vous signale, ou que vous indiquent les parents ; — ou bien les deux membres inférieurs sont malades ; — ou encore il est survenu au coude, à l'épaule, etc., un abcès articulaire venant compliquer la maladie première. Enfin il peut avoir cette sensibilité musculaire généralisée que nous avons signalée dans la symptomatologie. Dans tous les cas, l'erreur ne peut être évitée que par une étude soigneuse du début et de la marche de la maladie, par un examen approfondi du malade, du siége exact des douleurs, de leurs caractères.

Toujours il résultera de cet examen quelques faits : localisation de la douleur en un point surtout, et depuis le début ; siége de la douleur sur le trajet d'un os, ou indolence de l'articulation présumée malade ; empâtement, tuméfaction, etc.; quelques faits, dis-je, discordant avec le rhumatisme articulaire, et, du moment où il y aura doute, l'erreur deviendra impossible, car on songera à la médullite, et, je le répète, pour la diagnostiquer, le grand point est d'y songer. Après ces deux grandes causes d'erreurs, nous en trouvons encore quelques-unes, mais d'une importance infiniment moindre. Je citerai la *névralgie*, le *rhumatisme musculaire*, la *phlébite*, l'*érythome noueux* et *papuleux*, l'*angioleucite*, l'*érysipèle*, les *phlegmons superficiels* et *profonds*, qui ne méritent pas d'être sérieusement différenciés.

Le *phlegmon diffus* présente des difficultés; mais, outre qu'il est rare chez les enfants, et souvent une complication des abcès sous-périostiques, les indications étant absolument les mêmes, je crois inutile de chercher des subtilités de diagnostic. Dans l'un et l'autre cas, on incisera, et, par l'incision, on ira voir s'il y a ou non un os à nu.

Je n'ai pas à établir de diagnostic avec l'*ostéite* ou l'*ostéomyélite aiguë*, puisque la médullite, telle que je l'entends, comprend ces deux maladies.

Je termine ce chapitre en signalant les *médullites sous-périosti-ques syphilitiques* qui, dans certains cas, assez rares du reste, pour-ront prendre une marche aiguë et suppurer assez rapidement. On les reconnaîtra aisément à leurs siéges multiples et circonscrits, à leur peu d'acuïté relative, à l'existence d'antécédents syphilitiques.

CHAPITRE VIII

TRAITEMENT.

L'étude du traitement des médullites ne comporte pas de longs développements. Les indications sont, sinon très-faciles à remplir, au moins très-nettes à saisir. Elles forment deux groupes, les unes se rapportant à l'état local, les autres à l'état général.

Localement, il y a deux buts à atteindre : arrêter les progrès de l'inflammation, en évacuer les produits. Pour arrêter les progrès de l'inflammation : les moyens généraux révulsifs ou dérivatifs, purgations, émétiques, n'atteignent pas le but qu'on se propose, fatiguent le malade, activent la résortpion, sont donc au moins inutiles.

Les topiques locaux ont plus de raison d'être : pommade mercu-rielle, pommade au nitrate d'argent, cautérisations ponctuées, vési-catoires ; mais tous un grand défaut. Sans être nuisible, leur peu d'activité fait perdre un temps précieux. Leur application n'est légi-time qu'autant que le diagnostic reste incertain.

Les sangsues, excellent antiphlogistique en général, n'arrêtent guère cependant les médullites ; elles en calment les douleurs, peu-vent ralentir le travail morbide, mais restent insuffisantes pour remplir l'indication.

Ce qu'il faut, M. Giraldès l'a dit, et M. Bœckel après lui : c'est une incision large et profonde. L'émission sanguine qu'elle produit calme les douleurs, dégage les tissus, peut arrêter l'inflammation ; elle empêche le périoste de se détruire davantage, ouvre aux pro-duits morbides une voie de sortie, permet le lavage du foyer.

Comme moyens secondaires : envelopper la partie incisée et malade d'un large cataplasme et faire de fréquents lavages avec un liquide désinfectant ; eau chlorurée, phéniquée ; permanganate de potasse, etc.

Si l'état local ne cède pas à ce traitement, que les douleurs reparaissent, l'indication n'a pas été suffisamment remplie. Le trépan alors doit remplacer le bistouri et pénétrer dans l'os sans retard.

Si, par suite d'un diagnostic incertain ou d'une prudence dangereuse, le chirurgien a attendu que la collection fût parfaitement formée, l'indication reste la même : ouvrir largement au point le plus déclive ; contr'ouvrir s'il est nécessaire. Si des complications sont survenues, fusées purulentes, intermusculaires, articulaires, décollement d'épiphyses, on aura à obvier à ces accidents par des incisions, du drainage, de l'immobilisation.

Etat général. Si la forme est franchement inflammatoire, l'indication est de faire tomber ces phénomènes inflammatoires. L'indication locale remplie suffit généralement à faire tomber les accidents généraux. La diète, des boissons délayantes, un grand bain prolongé suffisent en tous cas. La saignée, les évacuants ne peuvent avoir d'utilité bien grande, et il faut toujours craindre la venue d'accidents typhiques, contre lesquels le malade n'est jamais trop fort.

Si les accidents existent, il faut chercher à obtenir deux points : détruire la cause des accidents quelle qu'elle soit. C'est dans ce but que se feront les injections anti putrides. L'alcoolature d'aconit, le sulfate de quinine à l'intérieur, concourent au même résultat.

En second lieu, il faut donner aux malades la résistance nécessaire pour surmonter ces accidents. Un peu de nourriture, du vin d'Espagne, de Bordeaux, l'extrait mou de quinquina, rempliront cette indication.

CONCLUSIONS

I. Périostite aiguë, suppurée, phlegmoneuse, phlegmoneuse diffuse, phlegmoneuse aiguë ; nécrose aiguë, ostéite épiphysaire aiguë des adolescents ; ostéite juxtaépiphysaire, abcès sous-périostiques aigus, ostéomyélite, inflammation pseudo-rhumatismale des os et des articulations chez les enfants, etc., sous ses divers aspects une seule et même maladie, l'inflammation aiguë primitive de la moelle des os (*médullite*).

II. La médullite aiguë primitive reconnaît comme seule cause évidente, dans la grande majorité des cas, une violence (corps froid, tiraillement musculaire trop énergique ou trop prolongé, marches forcées).

III. Il n'est pas nécessaire d'admettre quelque cause inconnue insaisissable pour comprendre la série des accidents et des lésions anatomiques de la médullite. Une violence amène un foyer inflammatoire. Les produits résorbés amènent les accidents généraux.

IV. Les accidents généraux peuvent être très-faibles, même manquer ; ils peuvent être purement inflammatoires ou typhiques.

V. Les accidents typhiques surviennent avec ou sans large incision antérieure du foyer purulent. Ils ne sont pas nécessairement mortels.

VI. Les lésions anatomiques de la médullite aiguë primitive sont de deux ordres :

Les unes locales, constantes, donnant à la maladie sa caractéristique, occupent la moelle et peuvent se compliquer de désordres variables dans les parties voisines.

Les autres, disséminées, accidentelles, nullement nécessaires, ont une extrême analogie avec les lésions de l'infection purulente.

BIBLIOGRAPHIE

Ancell. *Arch. médecine*, 1859, t. I, p. 491.

Aubry. *Th. Strasbourg*, 1868.

Boerhaave. *Aphorismes*, 1728.

Berard. *Dictionnaire en 50 vol.*, 2ᵉ édition.

Bœckel. *Gaz. Strasbourg*, 1858.
    id.   —   1869.

Billroth. *Arch. médecine*, 1865.

Boyer. *Traité des maladies chirurgicales*, t. III.

Crampton. *On periostitis, Dublin Hospital Reports*, vol. I, p. 331.

Chalvet. *Thèse d'agrégation*, 1869.

Champmas. *Thèse*, 1840.

Clark. *Medical Times*, 1861, t. I, p. 464.

Cruveilhier. *Anat. patholog. générale*, 1849, t. I, p. 401.

Chassaignac. *Ostéomiélyte, Gaz. méd.*, 1854. — *Abcès sous-périostiques aigus. Mém. Soc. chirurgie*, 1857. — *Traité de la suppuration*, 1859.

Curling. *Practical clinical Remarks on Acutiperiostitis (Lancet, 3 sept. 59).*

Demme. *Arch. für klin. Chir.* t. III, p. 862, 1855.

Droin. *Ostéopériostite. Th.* Paris, 1868.

Franck. *Dissert. inaugurale*, 1861.

Flourens. *Théorie expérimentale sur la formation des os*, 1847.

Graves. *Périostite. Gaz. médicale*, 1853. — *Leçons cliniques*, t. II, 1862.

Gueretin. *Presse médicale*, mai 1857.

Gerdy. *Arch. médecine*, 1853, août et sept. — *De la périostite et de la médullite aiguë.*

Gosselin. *Ostéite épiphysaire. Arch. médec.*, 1858, novembre.

Gibert. *Coxalgie. Th.*, 1859.

Gamel. *Ostéopériostite justa-épiphys. Th.*, 1862.

Giraldès. *Gaz. hôpit.*, 1862. — *Mouvem. médical*, 1865. — *Leçons sur les maladies chirurg. des enfants*, 1869.

Holmes. *The Lancet*, 1866, vol. I, et *Gazette hebdomadaire*, 1866.

Hecht *Gaz. Strasb.*, 1853.

Hedoin. *Th. Strasb.*, 1858.

Jobert. *Journal de médec. et chirurg. pratique*, 1850, juin, t. XXI.

Keydell. *New-York Journal of Medicine*, 1864.

Klose. *Prager Vierteljahrschrift*, 1858, t. I. — Analysé dans *Arch. médec.*, 1858, août.

Krug-Bass. *Th. Strasbourg*, 1855.

Lebert. *Anat. patholog.*

Labbé. *Thèse d'agrégat.*, 1862. — *Coxalgie.*

Louvet. *Thèse inaugurale.* Paris, 1867.

Lemoine. *Th.*, 1840.

Lobstein. *Traité d'anat. patholog.*

Morgagni. *De sedibus et causis morborum. Epist.* VI.

Martin. *Périostite phlegmoneuse diffuse. Th.* Paris 69.

Maslieurat-Lagemard. *Effet du pus sur les os. Arch. médec.*, t. XIII.

Morven-Smith. *Archiv. de médec.*, 1869, p. 219.

Maisonneuve. *Thèse agrégat.*, 1859. — *Maladies du périoste.*

Ollier. *Traité expérimental et clinique de la régénération des os et de la production artificielle du tissu osseux*, 2 vol. Paris, 67.

D.-L. Petit. *Maladies des os*, 1723, t. II, p. 519.

Petit-Radel. *Chir. encyclop. Épiphyses.* t. I, p. 433.

Ranvier. *Thèse inaugurale* 1865. — *Archives de physiologie normale et pathologique*, n° 1, janvier 1868.

Reichel. *Thesaurus dissertationum de Sandifort*, t. I.

Roser. *Archiv des Heilkund*, 1865. — *Gurlt's Jahresbericht*, t. VIII, 1868.

Rognetta. *Gaz. méd.* 1834. *De la périostite et de son traitement. Bulletin
général de thérapeutique*, t. IX, 1835.

Salmon. *Th.* 1845.

W. Stone. *Med. Times*, 1859, t. II, p. 55.

Stanley. *Treatise on diseases of bones*, 1849.

Sédillot. *De l'évidement sous-periostié des os.* Paris, 67.

Studsgaard. *Osteomyelitis diffusa de Chassaignac.* Copenhague, 1865.

Schutzemberger. *Gaz. Strasbourg.* 1855.

Weir. *The Glascow Royal Infirmarys Reports. Glascow Medical Journal*,
t. III, p. 412, 1850.

Wormser. *Th. Strasbourg*, 1855.

Weidmann. *De necrosi ossium.* Francfurtii ad Manum, 1793.

Consulter les articles *Périostite* du *Compendum de chirurgie*, — du *Traité de
pathologie externe* de Follin, de Nélaton. — Dans la *Gazette des hôpitaux.*

Observat. de Guersant, 1840; — de Gosselin, 1860; — de Chassaignac, 1863;
— de Monteils, 1866.

Dans *l'Union médicale de* 1864; — des Observations de Duguet; — Petiteau;
— Mac-Dowell.

Dans les *Bulletins de la Société anatomique*, les Observations de Valleix,
1854; — Tavignot, 1841; — Courtin, 1848; — Verneuil, 51; — Nélaton,
55; — Turner, Fournier, 55; — Allaux, 58; — Chipault, 63; — Henrot,
64; — Petit, Louvet, Gadaud, 65.

Dans les *Bulletins de la Société de chirurgie*, en 53, 54; — la Discussion à la
suite des *Mémoires* de Chassaignac, les Faits de Marjolin, 58; — Clot-Bey
59; — Verneuil, 63; — Hurel, 64; — Marjolin, 65, 66, 67.

QUESTIONS

Anat. et histologie normale. Des tissus contractiles.

Physiologie. . . . . De la sécrétion du suc gastrique et de ses usages.

Physique.. . . . . Expériences de Galvani; explication de Volta, découverte de la pile.

Chimie.. . . . . Des oxydes de mercure et d'argent; leur préparation. Caractères distinctifs de leur dissolution.

Histoire naturelle. . . . . Quels sont les tissus qui constituent les végétaux? Existe-t-il quelque analogie entre la structure de ces tissus et ceux des animaux? Quelle est la nature des substances contenues dans le tissu utriculaire des végétaux?

Pathologie externe. . . . . De l'irido-choroïdite aiguë.

— interne. . . . . De la péritonite chronique.

— générale. . . . Des crises.

Anat. et histolog. patholog. Des lésions athéromateuses des artères.

Médecine opératoire. . . . Dans quel cas peut-on tenter la conservation de la main ou des doigts dans les plaies par arrachement ou par écrasement des doigts ou de la main?

Pharmacologie. . . . . . . Des emplâtres en général. — De l'emplâtre simple et de l'emplâtre brûlé ou onguent de la mère; indiquer la théorie de leur préparation. Des emplâtres composés et des écussons. Des sparadraps, taffetas et papiers agglutinatifs.

4

Thérapeutique . . . . . . De l'emploi des purgatifs.

Hygiène. . . . . Des bains de mer.

Médecine légale. . . . . . Empoisonnement par les gaz des égouts et des fosses d'aisance.

Accouchements. . . . . . . De la rupture artificielle des membranes.

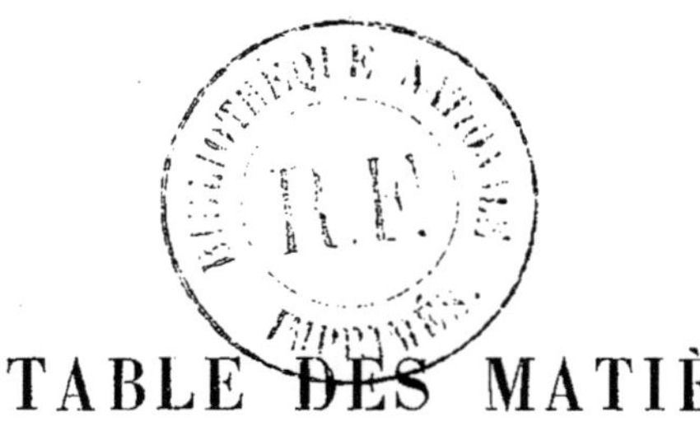

TABLE DES MATIÈRES

PARIS. — IMP. SIMON RAÇON ET COMP., RUE D'ERFURTH, 1.

www.ingramcontent.com/pod-product-compliance
Ingram Content Group UK Ltd.
Pitfield, Milton Keynes, MK11 3LW, UK
UKHW021502090726
13657UKWH00003B/1484